Dietmar Enko

Regulation und genetische Erkrankungen der humanen Eisenhomöostase

Dietmar Enko

Regulation und genetische Erkrankungen der humanen Eisenhomöostase

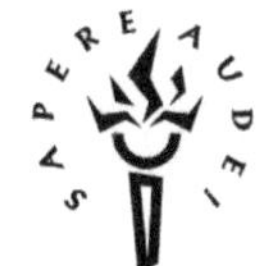

Deutscher Wissenschafts-Verlag (DWV)
Baden-Baden

Umschlag-Gestaltung
DWV in Zusammenarbeit mit dem Autor

Bibliografische Information Der Deutschen Nationalbibliothek
Die Deutsche Nationalbibliothek verzeichnet diese Publikation in der
Deutschen Nationalbibliografie; detaillierte bibliografische Daten sind
im Internet über http://dnb.dnb.de abrufbar.

**Bibliographic information published by Die Deutsche
Nationalbibliothek**
Die Deutsche Nationalbibliothek lists this publication in the Deutsche
Nationalbibliografie; detailed bibliographic data are available in the In-
ternet at http://dnb.dnb.de.

Information bibliographique de Die Deutsche Nationalbibliothek
Die Deutsche Nationalbibliothek a répertorié cette publication dans la
Deutsche Nationalbibliografie; les données bibliographiques détaillées
peuvent être consultées sur Internet à l'adresse http://dnb.dnb.de.

1. Auflage
Gedruckt auf alterungsbeständigem, chlorfrei gebleichtem Papier

ISBN: 978-3-86888-176-9

Dieses Buch stellt im Rahmen der *Third Mission* der **Medizinischen Universität Graz** einen nachhaltigen gesellschaftlichen Beitrag dar. Dabei soll das Thema „Eisenstoffwechsel und Genetik" einem breiten öffentlichen Publikum zugängig gemacht werden.

Adresse des Autors:

Priv.-Doz. Dr. med. univ. Dietmar Enko
Klinisches Institut für Medizinische und
Chemische Labordiagnostik
Medizinische Universität Graz
Auenbruggerplatz 15
A-8036 Graz
Österreich

Inhalt

Abkürzungsverzeichnis

A	Adenin
ABCB7	Gen des ATP-bindenden Kassetten-Unterfamilien-B-Mitglied-7 Proteins
ALAS	5-Aminolävulinsäuresynthase
ALAS2	Gen der 5-Aminolävulinsäuresynthase
ATP	Adenosintriphosphat
BMP	Bone morphogenetic protein
bp	Basenpaar
bzw.	beziehungsweise
ca.	circa
CP	Ceruloplasmin Gen
d. h.	das heißt
EPO	Erythropoetin
FFP	Fresh frozen plasma
FPN1	Ferroportin Gen
FTL	Gen der L-Ferritin Untereinheit
DMT1	divalenter Metallionentransporter
G	Guanin
GLRX5	Glutaredoxin-5 Gen
GPI	Glykosyl-Phosphatidyl-Inositol
GPT	Glutamat-Pyruvat-Transaminase
Hb	Hämoglobin
HAMP	Hepcidin antimicrobial peptide Gen
HCP1	Heme-carrier protein
HO1	Hemoxygenase-1
HEPH	Hephästin Gen
HFE	HFE Gen
HIF	Hypoxia-inducible factor
HIF-1α, -2α	Hypoxia-inducible factor-1α, -2α
HJV	Hemojuvelin Gen
HO1	Heme-oxygenase-1
IL-6	Interleukin-6
IL-22	Interleukin-22
IRE	Iron responsive element
IRIDA	Iron-refractory iron deficiency anemia

IRP1	Iron regulator protein-1
IRP2	Iron regulator protein-2
kb	Kilo-Basenpaare
kDa	Kilo-Dalton
MCV	Mean corpuscular volume
MHC	Major histocompatibility complex
MRT	Magnetresonanztomographie
mRNA	messenger RNA
NCOA4	Nuclear receptor coactivator-4
NTBI	Non-transferrin bound iron
PCBP1, 2, 3, 4	Poly-(rC)-binding protein-1, -2, -3, -4
RetHb	Retikulozytenhämoglobin
RHS	retikulohistiozytäres System
ROS	Reactive oxygen species
SA	sideroblastische Anämie
SLC25A38	Gen für mitochondriales Glycin Transportprotein
SMAD	Small mothers against decapentaplegic
STAT	Signal transducers and activators of transcription
STEAP3	Six-transmembrane epithelial antigen of the prostate-3
sTfR	löslicher Transferrinrezeptor
Tf	Transferrin Gen
TfR1	Transferrinrezeptor-1
TfR2	Transferrinrezeptor-2
TfR2	Transferrinrezeptor-2 Gen
TGF-ß	Transforming growth factor-ß
TMPRSS6	(Transmembrane protease serine subtype-2) Matriptase-2 Gen
TNF-α	Tumornekrosefaktor-α
u. a.	unter anderem
UTR	Untranslated region
XLSA	X-linked sideroblastic anemia
XLSA/A	X-linked sideroblastic anemia with ataxia
z. B.	zum Beispiel
ZIP14	Zrt/Irt-like protein-14
z. T.	zum Teil

Vorwort

Eisen ist für zahlreiche biochemische Prozesse im menschlichen Körper ein notwendiges Spurenelement. Eine adäquate tägliche Eisenzufuhr mit der Nahrung stellt die vitale Funktion der Körperzellen und die Hämoglobinsynthese während der Erythropoese sicher. Die zunehmende wissenschaftliche Evidenz der letzten Jahre zeigt, dass die Aufrechterhaltung der humanen Eisenhomöostase einen wichtigen Faktor für die physische und psychische Gesundheit darstellt.

Ziel dieses vorliegenden Buches ist es, die feinabgestimmten Regulationsfaktoren und -mechanismen der Aufrechterhaltung der Eisenbalance im Körper in einer Gesamtschau darzustellen. Die Arbeit soll als Nachschlagewerk der „Physiologie und Pathophysiologie der humanen Eisenhomöostase" für in der Humanmedizin tätige Berufsgruppen dienen. Dabei werden insbesondere auch seltene genetische Ursachen des Eisenmangels und Eisenüberschusses beleuchtet.

Bei gesunden Menschen halten sich die intestinale Eisenabsorption und der physiologische Eisenverlust im Körper die Waage. Hepcidin als Hauptregulator der humanen Eisenhomöostase wird von zahlreichen weiteren Proteinen in der Feinadjustierung des Eisenstoffwechsels unterstützt. Neben erworbenen ätiologischen Faktoren können auch genetische Ursachen diese sensible Eisenbalance aus dem Gleichgewicht bringen und zu Störungen des Eisenhaushaltes im Körper führen. Ein Eisenmangel kann z. B. durch die autosomal-rezessiv vererbte Iron-refractory iron deficiency anemia (IRIDA) verursacht werden. Hereditärer Eisenüberschuss kann seine Ursache in Mutationen verschiedener Regulatorproteine (z. B. HFE-Protein, Hemojuvelin, Hepcidin, Transferrinrezeptor-2, Ferroportin) haben.

Die Vielfalt der Pathologie genetischer Erkrankungen des Eisenmetabolismus ist eine „Karikatur" der Komplexität der physiologischen Eisenhomöostase. Die neuen wissenschaftlichen Erkenntnisse während der letzten Jahre haben einen enormen Wissenszuwachs auf diesem Gebiet erbracht. Gleichzeitig werden neue Forschungsergebnisse in den kommenden Jahren das komplexe Bild dieser Thematik abrunden.

Dietmar Enko
Graz, im Frühjahr 2021

1. Einleitung

Eisen (lateinisch Ferrum) mit dem Symbol Fe ist im Periodensystem ein chemisches Element mit der Ordnungszahl 6. Es ist das zweithäufigste Metall der Erde, welches durch seine Reaktionsfreudigkeit zu Elektronenaustausch und Radikalbildung führt. Eisen kann in verschiedenen Oxidationsstufen (-2 bis +6) auftreten, wobei in biologischen Systemen der Wechsel auf die Oxidationsstufen Ferro (+2), Ferri (+3) und Ferryl (+4) beschränkt ist.[1] Die Oxidationsstufen Fe^{2+} und Fe^{3+} besitzen für den menschlichen Organismus eine entscheidende Bedeutung und werden gewöhnlich als Abkürzungen für die hydratisierten Eisenionen $[Fe(H_2O)_6]^{2+}$ und $[Fe(H_2O)_6]^{3+}$ verwendet.[2] Sauerstoff-, Stickstoff- und Schwefelatome sind die bevorzugten biologischen Liganden des Eisens.[1, 2] Da freies Eisen toxisch ist, Fe^{3+} stärker als Fe^{2+}, ist dieses chemische Metall im Organismus immer organisch gebunden und liegt intrazellulär in zweiwertiger und extrazellulär in dreiwertiger Form vor.[2]

Eisen zählt beim Menschen zu den essentiellen Spurenelementen. Definitionsgemäß sind Spurenelemente anorganische Stoffe, welche insgesamt weniger als 0,01% der Trockenmasse des menschlichen Körpers ausmachen.[3] Ein 70 kg schwerer Mann besitzt etwa 3,5 g (d. h. ca. 50 mg/kg Körpergewicht), eine 60 kg schwere Frau in etwa 2,1 g (d. h. ca. 35 mg/kg Körpergewicht) Eisen. Der tägliche Eisenverlust wird bei Männern mit ca. 1 mg, bei menstruierenden Frauen mit ca. 2 mg, und bei Schwangeren ca. mit 3 mg angenommen.[4] Der tägliche Bedarf an Spurenelementen liegt im Milligramm-Bereich. Dabei stellen insbesondere Nahrungsmittel wie z. B. Fleisch eine wesentliche Quelle dar.[3] Der durchschnittliche tägliche Eisenbedarf von ca. 1-2 mg muss diätetisch abgedeckt werden.[4] In der Nahrung erscheint Eisen in zwei Formen, nämlich dem Hämeisen in Fleischprodukten und dem Nicht-Hämeisen in Gemüse- und angereicherten Getreideprodukten. Dabei besitzt Hämeisen eine signifikant höhere Bioverfügbarkeit verglichen mit dem Nicht-Hämeisen. Dadurch fällt die ernährungsbedingte Eisenzufuhr bei Vegetariern im Vergleich zu Fleischessern geringer aus.[5]

Im menschlichen Organismus wird Eisen für eine Reihe von biochemischen Reaktionen, u.a. für den Sauerstofftransport im Blut und die Energieproduktion in den Mitochondrien, benötigt. Daher bedarf es auch einer ausreichenden und regelmäßigen Eisenzufuhr mit der Nahrung.[6] Der größte Teil des körpereigenen Eisens, ca. 70%, ist an Hämoglobin gebunden, weitere 12% befinden sich als Funktionseisen im Myoglobin, im Knochenmark und in den eisenhaltigen Enzymen. Insgesamt ca. 18% des Gesamteisens werden als sogenanntes Speichereisen in Form von Ferritin und Hämosiderin intrazellulär deponiert.[4]

Das Speichereisen Ferritin ist ein wasserlösliches Akute-Phase Protein, welches sich im retikulohistiozytären System (RHS) und in den Parenchymzellen der Leber, im Knochenmark, in der Milz und in der Muskulatur befindet. Das im Blut zirkulierende Ferritin korreliert gut mit den Eisenvorräten des Körpers. Beim nicht wasserlöslichen Hämosiderin handelt es sich um Lysosomen (Siderosomen), welche durch eine zelluläre Autophagie von denaturierten Ferritinpartikeln entstehen und insbesondere bei Eisenüberangebot in Makrophagen und Parenchymzellen der Leber als Sideringranula in Erscheinung treten.[4]

Ein ausreichendes Eisenangebot ist für die Funktion zahlreicher physiologischer Prozesse im menschlichen Körper notwendig. Dazu zählen insbesondere der Sauerstofftransport im Blut, die Sauerstoffspeicherung im Muskelgewebe, Elektronentransportprozesse, die Katalyse von Redoxreaktionen, die Regulierung von Zellwachstum und -differenzierung, DNA-Synthese und die Genregulation.[1] Im Wesentlichen können im humanen Eisenmetabolismus vier eisenhaltige Proteingruppen, welche für diese Reaktionen verantwortlich sind, unterschieden werden: (1) Eisenhaltige nichtenzymatische Proteine, wie z. B. Hämoglobin (Hb) und Myoglobin, (2) Eisen-Schwefelproteine, (3) Häm enthaltende Enzyme, wie z. B. die Cytochrome, und (4) Nicht-Enzymproteine, wie z. B. Transferrin, Ferritin und Hämosiderin.[1, 2] Die Hämoproteine Hb und Myoglobin sind für den Sauerstofftransport zu den terminalen Oxidasen in den Mitochondrien verantwortlich. Cytochrome kommen in der Elektronen-Transportkette der Mitochondrien vor. Sie spielen eine entscheidende Rolle bei der Zellatmung. Dabei unterliegt das an das aktive Zentrum des Häms gebundene Eisen bei der Weitergabe von Elektronen einem Valenzwandel.[2] Zu den eisenhältigen Enzymen zählen die Cytochrome A, B, C und P450, die Cytochrom-C-Reduktase, Katalasen, Peroxidasen, Xanthinoxidasen, Tryptophan-Pyrrolase, Succinat-Dehydrogenase, Glukose-6-Phosphat-Dehydrogenase, und die Cholindehydrogenase.[7]

Ca. 2% der menschlichen Gene kodieren ein Eisenprotein.[8] Von diesen sind 35% Eisenionen-bindende Proteine, 48% Häm-bindende Proteine, und 17% sind Eisen-Schwefelproteine. Insgesamt 6,5% aller humanen Enzyme sind vom essentiellen Spurenelement Eisen abhängig.[8] Die Aktivität dieser Enzyme ist auf die Eisenzufuhr in das Gewebe angewiesen. Im Rahmen eines Eisenmangels nimmt die Aktivität und Quantität dieser Enzyme (z. B. Cytochrome oder Eisen-Schwefelproteine im Muskel) in den einzelnen Kompartimenten der Gewebezellen ab.[1] Die einzelnen Eisenproteine sind innerhalb der Zelle zwischen den Kompartimenten unterschiedlich verteilt. Die Mitochondrien (7%) und das endoplasmatische Retikulum (7%) sind die Zellorganellen mit dem höchsten Prozentanteil an Eisenproteinen, gefolgt von Endosomen (2%) und dem Zellkern (2%).[8] Die Mitochondrien besitzen einen sehr hohen Anteil an Eisen-Schwefelproteinen (ca. 2,5-fach verglichen mit der durchschnittlichen Gesamtzellfraktion), das endoplasmatische Retikulum einen überdurchschnittlichen Anteil an

Häm-bindenden Proteinen (ca. 1,6-fach verglichen mit der durchschnittlichen Gesamtzellfraktion). Der Zellkern ist das Zellkompartiment mit dem höchsten Anteil an Eisenionen-bindenden Proteinen.[8]

Im Zellkern sind die Eisenproteine insbesondere an der Regulation der Genexpression, am programmierten Zelltod, der sogenannten Apoptose, an der Zellproliferation, und an der DNA-Replikation bzw. Reparatur geschädigter DNA, beteiligt.[8] Für Reparaturenzyme der DNA, wie z. B. Helikasen, Nukleasen, Glykosylasen und Demethylasen, stellt Eisen einen essentiellen Kofaktor da. Eisen ist auch für die Aktivität der DNA-Polymerase wichtig.[9] Eine Störung der Eisenhomöostase beeinträchtigt die Funktion dieser eisenabhängigen Proteine und kann zu DNA-Reparaturdefekten führen.[10] Die mitochondrialen Eisenproteine sind insbesondere an der Zellatmung, am Zelltod, und an der Antwort auf oxidativen Stress beteiligt, die eisenhältigen Proteine des endoplasmatischen Retikulums am Lipidmetabolismus sowie an den Stoffwechselprozessen von Medikamenten und Fremdsubstanzen.[8]

Unter den Metallen hat Eisen sicherlich die größte Bedeutung. Alle Lebewesen einschließlich Pflanzen, Tiere, Menschen und Bakterien benötigen dieses Element um zu wachsen und zu überleben.[11] Im menschlichen Körper wird Eisen durch einen Recycling-Mechanismus konserviert bzw. wiederverwertet.[12] Erythrozyten, welche ca. 80% des funktionellen Körpereisens besitzen, haben eine durchschnittliche Lebenszeit von ca. 120 Tagen. Vom Hb-Abbau in alternden Erythrozyten können ca. 85% des Hämeisens freigesetzt und durch die Makrophagen des RHS zurückgewonnen werden. Dabei wird das Eisen in Form von Ferritin oder Hämosiderin gespeichert oder im Blut an das Transferrin gebunden.[1, 4]

Die zahlreichen biologischen Funktionen des Eisens liegen z. T. in seinem niedrigen Redoxpotential begründet. Es kommt leicht zu Elektronenaustausch und Radikalbildung. Dabei können im Organismus nach der Fenton Reaktion Sauerstoffradikale, welche zu oxidativem Stress mit möglichem Zellschaden führen, gebildet werden.[2] Sowohl der Eisenmangel als auch die Eisenüberladung im Körper sind von klinischer Bedeutung. Eisenmangel gilt als häufigster Nährstoffmangel weltweit. Bis zu einem Drittel der Weltbevölkerung leidet daran. Gleichzeitig können Eisenexzess bzw. Eisenüberladung zu toxischen Zell- und Organschäden führen. Während die Körperkonzentrationen anderer mit der Nahrung aufgenommene Metalle über die Ausscheidung im Stuhl und Urin kontrolliert werden, kann überschüssiges Eisen nicht aus dem Körper entfernt werden. Zur Wahrung der Eisenhomöostase im menschlichen Körper ist daher das Zusammenspiel zahlreicher Regulatorproteine, welche für eine bedarfsabhängige kontrollierte Eisenaufnahme aus dem Darm und eine entsprechende Verteilung und Speicherung dieses Spurenelements im Körper sorgen, notwendig.[6] Störungen dieser molekularen Regulation der Eisenhomöostase können genetische Ursachen haben. Dazu zählen nicht nur häufige, sondern auch seltene Formen der Eisenmangelanämie und der Eisenüberladung.

Im Rahmen der neuen Erkenntnisse in der Physiologie des komplexen Gefüges der humanen Eisenbalance ergeben sich auch neue Aspekte in der Pathophysiologie des Eisenstoffwechsels. Der enorme Wissensschub im Verständnis der Eisenregulation in den letzten Jahren kann einen wertvollen Beitrag in der täglichen klinischen Patientenversorgung bringen.

2. Regulation des humanen Eisenmetabolismus

2.1. Proteine der Eisenhomöostase

2.1.1. Divalenter Metallionentransporter (DMT1)

Die Eisenkonzentration im menschlichen Körper wird in erster Linie durch die Absorption und nicht durch die Exkretion kontrolliert. Die Eisenabsorption findet im proximalen Duodenum statt. Die an der apikalen Zellmembran der Enterozyten befindliche duodenale Cytochrom b-Reduktase, welche von der Ascorbinsäure abhängig ist, reduziert das mit der Nahrung aufgenommene Nicht-Hämeisen Fe^{3+} zu Fe^{2+}. Der im Duodenum lokalisierte DMT1 ist in erster Linie für die Aufnahme von Fe^{2+} aus dem Darmlumen in die Zellen verantwortlich.[13] Insgesamt existieren vier verschiedene Isoformen von DMT1. Diese entstehen durch alternatives Splicing in Exon 16 bzw. durch die Präsenz von 2 Expressionsstartpunkten in Exon 1A und 1B.[6] Alle vier Isoformen können den Eisentransport mit gleicher Effizienz gewährleisten. Bei Eisendepletion im menschlichen Körper kommt es zu einer Steigerung der DMT1 Expression im Duodenum. [6]

Der DMT1 besitzt insgesamt 12 transmembranöse Domänen. Dabei ragen das N- und das C-terminale Ende in das Zytoplasma hinein.[14] Dieses Transmembranprotein mediiert nicht nur den Fe^{2+} Transport vom Darmlumen in die Enterozyten, sondern besitzt auch eine hohe Affinität zu Cobalt, Nickel, Cadmium, Blei, Kupfer, Mangan und Zink.[15] Das *DTM1*-Gen ist am menschlichen Chromosom 12q13 lokalisiert und umfasst insgesamt 17 Exons mit 36 kb.[16] Polymorphismen dieses Gens können einen Einfluss auf den Metallionentransport haben. Individuen mit einem homozygoten CC Genotyp haben höhere Blutkonzentrationen an Eisen, Blei und Cadmium verglichen mit Menschen mit einem homozygoten AA oder heterozygoten CA Genotyp. Dies bedeutet, dass *DMT1* Polymorphismen mit inter-individuellen Blutspiegeln von Metallionen assoziiert sind.[15] Der DMT1 kann auch im menschlichen Gehirn nachgewiesen werden. Es besteht klarer Konsens darüber, dass dieses Regulatorprotein in neuronalen Zellen des Hirngewebes exprimiert wird. Kontroversiell wird hingegen die DMT1-Expression in nicht-neuronalen Zellen, wie z. B. den Astrozyten, der Mikroglia oder den Oligodendrozyten, diskutiert.[16]

2.1.2. Ferroportin

Ferroportin ist derzeit das einzige identifizierte Eisenexportprotein, welches den Eiseneffflux aus dem Gewebe gewährleistet. Humanes Ferroportin wird insbesondere an der basolateralen Membran der duodenalen Enterozyten, Makrophagen und Hepatozyten sowie in Synzytiotrophoblasten der Plazenta exprimiert.[6] Dabei spielt es eine entscheidende regulatorische Rolle in Hinblick auf den Efflux von in Enterozyten absorbiertem Eisen in die Blutzirkulation, die Wiederverwertung von Eisen aus alternden Erythrozyten, die Mobilisation von Speichereisen aus dem RHS und den Eisentransfer über die Plazenta in den sich entwickelnden Fetus.[17]

Das Regulatorprotein Ferroportin besteht aus insgesamt 12 Helices, welche als transmembranöse Domänen in sämtlichen Geweben von Säugetieren exprimiert werden. Sowohl das N-terminale als auch das C-terminale Ende ragen in das Zytoplasma hinein. Die Bindungsstelle für Hepcidin, Cys326, ist in der Kavität der siebenten Helix lokalisiert.[18] Das Ferroportin Gen (*FPN1*) ist am Chromosom 2 (2q32) lokalisiert. *FPN1*-Mutationen führen zur hereditären Hämochromatose Typ 4. Diese Eisenspeicherkrankheit ist durch eine Eisenüberladung insbesondere in splenischen Makrophagen und Kupffer-Zellen gekennzeichnet ist.[18, 19]

Die Blutkonzentration von Eisen wird vorwiegend über die Bindung von Hepcidin am Eisenexporter Ferroportin reguliert.[20] Durch die Interaktion mit Hepcidin wird das zentrale Lumen von Ferroportin, welches für den Eiseneffflux von duodenalen Enterozyten, Makrophagen und Hepatozyten verantwortlich ist, verschlossen. Anschließend wird Ferroportin internalisiert und in den Lysosomen abgebaut. Dadurch sinkt der Eisenblutspiegel.[18] In duodenalen Enterozyten wird die Ferroproteinsynthese zusätzlich über den gegenwärtigen Eisenstatus reguliert. Dabei führt Eisenmangel zu einer Up-Regulation dieses Eisenexporters.[6, 17]

2.1.3. Transferrinrezeptoren (TfR1 und TfR2)

Transferrinrezeptoren dienen als Hauptroute für den Eiseneintritt in Zellen. Derzeit werden zwei verschiedene Unterformen, der sogenannte Transferrinrezeptor-1 (TfR1) und der Transferrinrezeptor-2 (TfR2) unterschieden. Während der TfR1 auf allen proliferierenden Zellen exprimiert wird, kommt der TfR2 vorwiegend auf Hepatozyten sowie auf normalen und neoplastischen hämatopoetischen Zellen vor.[6] Beide Rezeptoren sind transmembrane Glykoproteine mit sehr ähnlichem Aufbau. Das humane TfR-Molekül repräsentiert ein Homodimer, welches über Disulfidbrücken miteinander verbunden ist. Dabei kann jeder Rezeptor zwei Transferrinmoleküle binden.[21] Die Bindungsaffinität von TfR2 ist für Transferrin ca. 25 - 30-fach niedriger verglichen mit TfR1.[6, 21] Der TfR2 gilt als wichtiger Sensor der humanen Eisenhomöostase. Mutationen des *TfR2*-Gens, welches am Chromosom 7 (7q22) lokalisiert ist, verursachen eine seltene schwere Form der hepatischen Eisenüberladung, die sogenannte Hämochromatose Typ 3.[22]

Eisenbeladenes im Blut zirkulierendes Transferrin ist für die meisten Gewebearten des menschlichen Organismus die Hauptquelle des Eisens. Bei physiologischem pH-Wert (7,4) kann jedes TfR-Molekül an der Zelloberfläche jeweils zwei zirkulierende Transferrinmoleküle (vier Fe^{3+} Atome) binden. Dabei wird der gesamte Rezeptor-Transferrin-Komplex durch Endozytose in die Zelle aufgenommen. Während dieses Endozytoseprozesses wird das Eisen von Transferrin freigesetzt und in die Zellen aufgenommen. Das eisendepletierte Transferrin bleibt am TfR gebunden und wird zur Zelloberfläche transportiert (Recycling), wo es wiederum in die Blutzirkulation abgegeben wird.[6, 23, 24]

Der lösliche Transferrinrezeptor (sTfR) ist ein in der Blutzirkulation nachweisbares Produkt des auf den Zelloberflächen befindlichen transmembranösen TfR1. Insbesondere erythropoetische Vorläuferzellen setzen während des Reifungsprozesses TfRs von der Zelloberfläche in die Blutzirkulation frei. Dieser Prozess wird von Membranproteasen gesteuert.[6] Blutkonzentrationen des sTfR sind bei Patientinnen und Patienten mit erhöhter erythrozytärer Proliferation (z. B. hämolytische Anämien, Thalassämien, Polyzythämia vera) oder Eisenmangelanämie erhöht, bei Individuen mit einer Anämie bei chronischen Erkrankungen jedoch normal. Verminderte sTfR-Konzentrationen findet man bei Zuständen einer hypoproliferativen Erythropoese, wie z. B. der aplastischen oder renalen Anämie.[25] Die zirkulierende sTfR-Konzentration spiegelt dabei die totale TfR-Konzentration des Körpers wider. Die Hauptquelle des sTfR sind die erythropoetischen Vorläuferzellen im Knochenmark.[24]

Im Gegensatz zu Ferritin und Transferrin wird die sTfR-Konzentration im Blut nicht durch Entzündungsgeschehen beeinflusst. In der klinischen Praxis ist zur Einschätzung des humanen Eisenstatus neben der Bestimmung des Ferritins als Marker der Eisenspeicherung in Geweben, der sTfR ein vielversprechender Index für den Eisenbedarf in Gewebszellen. Dabei kann eine Eisenmangelanämie von einer Anämie bei chronischen Erkrankungen abgegrenzt werden.[25] Dies erscheint insbesondere im Patientengut mit einer möglichen Koexistenz beider Anämieformen eine wichtige differentialdiagnostische Überlegung. Durch die Angabe des sTfR/log Ferritin Index kann die diagnostische Effizienz noch weiter verbessert werden.[25]

2.1.4. Ceruloplasmin

Ceruloplasmin wird in der Leber synthetisiert und ist das wichtigste Kupfertransportprotein im Blut. Über 95% des Kupfers im Serum sind an Ceruloplasmin gebunden.[26] Neben dieser wichtigen Rolle im Kupferstoffwechsel stellt dieses Glykoprotein auch ein wichtiges Enzym des Eisenstoffwechsels dar. Ceruloplasmin besitzt Aktivität als Ferroxidase. Dabei wird das Fe^{2+} zu Fe^{3+} konvertiert. Dadurch kann Fe^{3+} an Transferrin binden. Gleichzeitig stimuliert Ceruloplasmin den Eisenefflux aus Leberzellen und spielt somit im Rahmen der Freisetzung von Körperspeichereisen für metabolische Zwecke eine entscheidende Rolle.[6] Als Akute-Phase Protein sind die Konzentrationen von Ceruloplasmin im Blut bei Entzündungsgeschehen, Infektionen oder Trauma erhöht.[26]

Das *CP*-Gen ist am Chromosom 3 (3q23-24) lokalisiert. Es umfasst 20 Exons und ca. 65 kb DNA.[26] Das Molekulargewicht beträgt 132 kDa.[27] Obwohl die Leber der vorherrschende Syntheseort von Ceruloplasmin ist, wird dieses Metall-Regulatorprotein auch in anderen Organen, wie z. B. Milz, Lunge, Hoden und Gehirn, gebildet.[26] Im menschlichen Zentralnervensystem wird eine zweite Form dieses Enzyms, welches mittels eines Glykosyl-Phosphatidyl-Inositol (GPI)-Ankers an der Oberflächenmembran von Astrozyten in Form des GPI-Ceruloplasmins verankert ist, gebildet. Dieses GPI-Ceruloplasmin entsteht durch alternatives Spleißen des *CP*-Gens und ist für die Mobilisation von Eisen aus den Gehirnzellen essentiell.[6]

Mutationen im *CP*-Gen resultieren in einem neurodegenerativen Syndrom, der sogenannten Aceruloplasminämie.[28] Individuen mit dieser autosomal-rezessiv vererbten Erkrankung, entwickeln meist in der vierten oder fünften Dekade neurologische Symptome, wie z. B. Demenz, Dysarthrie und Dystonie. Diese neurologischen Erscheinungsformen sind meist progressiv und gehen mit einer signifikanten Eisenakkumulation, welche durch Magnetresonanzbildgebung nachweisbar ist, einher.[26]

2.1.5. Hephästin

Hephästin ist ein kupferhältiges, membrangebundenes Regulatorprotein des Eisenstoffwechsels, welches eine 50%ige Strukturhomologie zu Ceruloplasmin aufweist. Das humane *HEPH*-Gen umfasst 20 Exons mit ca. 100 kb DNA. Dieses Gen kodiert für ein aus 1185 Aminosäuren bestehendes Polypeptid mit einem N-terminalem Signalpeptid.[29] Die Hephästinexpression ist nicht nur auf das Duodenum beschränkt, sondern kommt auch an anderen Stellen des Gastrointestinaltraktes (z. B. distaler Abschnitt des Dünndarms, Dickdarm) vor. Daher werden neben der Regulation der Eisenabsorption im Darm noch zusätzliche physiologische Funktionen dieses Proteins vermutet.[6, 29] Die Expression von Hephästin ist auch in der Milz, Lunge, Plazenta und in den Nieren beschrieben.[29]

Hephästin besitzt ident mit Ceruloplasmin eine Ferroxidaseaktivität, welche Fe^{2+} zu Fe^{3+} umwandelt und spielt damit in der intestinalen Eisenresorption eine wichtige Rolle. Das in der basolateralen Membran der Enterozyten lokalisierte Enzym kooperiert bei der Ausschleusung von Eisen aus den Zellen in die Blutzirkulation mit Ferroportin.[30] Dabei wird das durch Ferroportin in das Blut transferierte Eisen (Fe^{2+}) durch das nachgeschaltete Hephästin zu Fe^{3+}, welches anschließend in der Blutzirkulation an Transferrin gebunden wird, transformiert.[2, 31]

Bisher wurden beim Menschen keine mit Hephästin assoziierten Krankheitsbilder beschrieben. In Tierversuchen zeigten Knockout-Mäuse mit gleichzeitiger Deaktivierung des *HEPH*- und *CP*-Gens eine schwere Anämie und wiesen verglichen mit Wildtyp-Mäusen signifikant niedrigere Eisenkonzentrationen im Blut und signifikant höhere Eisenkonzentrationen in duodenalen Enterozyten, Leber, Herz und in den Nieren auf.[32]

2.1.6. Transferrin

Das Glykoprotein Transferrin wird vorwiegend in der Leber synthetisiert und kann in verschiedenen Körperflüssigkeiten, wie z. B. Blut, Gallenflüssigkeit, Liquor und Lymphe, nachgewiesen werden.[33] Das Transferrin Gen (*Tf*) sitzt am langen Arm von Chromosom 3 (3q21).[34] Es existieren insgesamt ca. 19 Transferrin-Varianten, wobei Transferrin-C den Hauptteil in der Bevölkerung ausmacht.[2] Transferrin hat ein Molekulargewicht von ca. 79 kDa und besteht aus 679 Aminosäuren, welche in zwei globuläre Domänen (N-terminal: 336 Aminosäuren und C-terminal: 343 Aminosäuren) aufgeteilt sind.[33, 35] Die Halbwertszeit beträgt ca. 8 Tage.[33]

Ca. 3-4 mg des im Blutserum zirkulierenden Eisens werden an Transferrin gebunden.[6] Dabei kann jedes Transferrinmolekül maximal zwei Fe^{3+} Atome binden und versorgt damit die Zellen des Organismus.[2] Die physiologische Hauptrolle von Transferrin besteht in der Bereitstellung von Eisen für die sich entwickelnden erythropoetischen Zellen im Knochenmark, welche große Mengen für die Hb-Synthese benötigen.[34]

Einen wichtigen Marker der systemischen humanen Eisenhomöostase stellt die Transferrinsättigung dar. Sie ist der Quotient aus den Konzentrationen von Eisen/Transferrin im Blutserum und wird in % angegeben. Die Berechnung erfolgt nach der Formel: Transferrinsättigung (%) = [Eisen im Blutserum (µg/dL)/Transferrin im Blutserum] x 70,9.[2] Individuen mit einem normalen Eisenstatus weisen eine Transferrinsättigung von 20-45% auf. Nachdem Transferrin zwei Fe^{3+} Bindungsstellen aufweist, kann es als Mono-Eisen-Transferrin oder als Di-Eisen-Transferrin vorliegen. Bei vorliegenden Normalverhältnissen liegt der Hauptteil in der Blutzirkulation als Mono-Eisen-Transferrin vor, während bei Eisenüberladung, wie z. B. der Hämochromatose, das Di-Eisen-Transferrin vorherrscht.[6] Das an Transferrin gebundene Plasmaeisen wird durch TfRs über die Zellmembranen (z. B. Erythroblasten des Knochenmarkes, Zellen des RHS) aufgenommen und nachfolgend intrazellulär wieder freigesetzt.[36]

Die Konzentration von Transferrin im Blutserum wird über den Eisengehalt der Hepatozyten reguliert. Niedriger Eisengehalt der Leberzellen führt zu einer Synthesesteigerung, hoher Eisengehalt hingegen zu einer entsprechenden Herunterregulierung der Transferrinsynthese.[2] Transferrin ist ein negatives Akute-Phase Protein. Das bedeutet, dass im Rahmen von Infektionen, malignen Tumoren oder Trauma die Transferrinsynthese supprimiert wird. Sofern keine Akutphase vorliegt, weist eine Transferrinsättigung < 20% auf eine mangelnde Eisenversorgung der Erythropoese hin.[4]

Eine verminderte Transferrinsättigung liegt vor, wenn z. B. bei einer Anämie bei chronischen Erkrankungen im Rahmen einer Akute-Phase Reaktion der Eisenumsatz durch das in den Hepatozyten und Makrophagen festgehaltene Speichereisen vermindert und die Transferrinsynthese herunterreguliert ist. Eine Verminderung der Transferrinsättigung findet man auch bei nutritivem Eisenmangel mit verminderter intestinaler Eisenresorption. Eine erhöhte Transferrinsättigung hingegen findet man z. B. bei erblichen oder sekundären Eisenspeicherkrankheiten.[2] Dieses Krankheitsbild ist bei Frauen durch eine Transferrinsättigung > 45% und bei Männern > 50% gekennzeichnet.[37] Ab einer Transferrinsättigung von > 70% liegt Eisen zusätzlich als Komplex mit Albumin und als Eisencitrat vor. Dieses nicht an Transferrin gebundene Eisen wird von gut durchbluteten Organen, wie z. B. Herz, Leber und Pankreas, aufgenommen und führt durch intrazelluläre Ablagerung zu Organschäden.[2]

Die kongenitale Atransferrinämie ist eine seltene genetische Erkrankung, welche durch eine sehr reduzierte bis fehlende Transferrinsynthese gekennzeichnet ist. Durch das fehlende Eisenangebot im Knochenmark führt dieses Krankheitsbild zur Entwicklung einer hypochromen Anämie. Gleichzeitig kommt es aber auch zur Eisenüberladung in Hepatozyten und Zellen des RHS, retardiertem Wachstum und zu einer Zunahme der Infektionen.[33] Eisenmetabolismus-Studien zeigen, dass diese Patientinnen und Patienten über eine normale oder gesteigerte Eisenabsorption aus dem Gastrointestinaltrakt verfügen.[34]

2.1.7. Ferritin

Ferritine sind ubiquitär vorkommende Proteine, die in Menschen, Tieren, Bakterien und Pflanzen nachgewiesen werden können. Bei Vertebraten finden sich die höchsten Ferritinkonzentrationen im Knochenmark, in Leber und Milz. Gewebsferritine können jedoch auch im Gehirn, in Darmschleimhaut, Pankreas, Muskulatur, Niere, Hoden, Ovar, Plazenta, und Lymphknoten nachgewiesen werden.[38] Ferritin, das wichtigste Eisenspeicherprotein des menschlichen Organismus, ist biochemisch gesehen ein Makromolekül mit einem Molekulargewicht von ca. 500 kDa. Es ist ein aus insgesamt 24 symmetrisch angeordneten Polypeptid-Untereinheiten zusammengesetztes Protein mit den beiden Untereinheiten L-Ferritin und H-Ferritin.[6] Es besteht aus einer Proteinhülle, dem Apoferritin, welches bis zu 5000 Eisenatome im inneren Volumen speichern kann. Dabei wird Eisen in Form von Eisenoxyhydroxyphosphat $(FeOOH)_8$ $(FeO \cdot PO_3H_2)$ gespeichert.[39] Das eisenhaltige Apoferritin wird auch als Holoferritin bezeichnet.[2]

H-Ferritinuntereinheiten sind wichtig für die Oxidation von Fe^{2+} zu Fe^{3+}.[6] Die H-Untereinheit der Hülle von Apoferritin besitzt diese Ferroxidaseaktivität. Damit können die Eisenatome, welche als Fe^{2+} in das Innere des Apoferritins aufgenommen werden, als Fe^{3+} gespeichert werden. Die L-Untereinheit unterstützt dabei die Nukleation der aufgenommenen Eisenatome.[2, 40] Nach Reduktion von Fe^{3+} zu Fe^{2+} können die gespeicherten Eisenatome wieder aus Ferritin herausgelöst werden.[39] Dabei steht dieses Eisen anderen funktionellen Proteinen (z. B. Enzymen) zur Verfügung. Die Eisenmobilisierung wird von einem lysosomalen Abbau des Ferritinkomplexes begleitet.[6]

Die Gene für die H-Untereinheit des Ferritins befinden sich auf Chromosom 11 (11q13), die Gene für die L-Untereinheit auf Chromosom 19 (19q13-ter).[41] Die Expression des Ferritins im Zytosol wird durch die intrazelluläre Eisenkonzentration und oxidativen Stress reguliert.[42] Organspezifische Isoformen von Ferritin wurden schon vor vielen Jahren entdeckt.[43] Die Heterogenität des Ferritins liegt in den unterschiedlichen gewebeabhängigen Verhältnissen der H- und L-Untereinheiten zueinander. Grundsätzlich werden Isoferritine vom H-Typ, intermediären Typ, und vom L-Typ unterschieden.[2] Die L-reichen Isoformen sind charakteristisch für Gewebe mit prologierten Perioden der Eisenspeicherung, wie z. B. Leber und Milz. Diese Ferritine haben einen relativ hohen Eisengehalt (> 1500 Eisenatome/Ferritinmolekül). Der H-Typ ist durch einen geringen Eisengehalt (< 1000 Eisenatome/Ferritinmolekül) charakterisiert und kommt in Gehirn, Herz und Muskulatur vor.[2, 6] Der intermediäre Typ tritt überwiegend in Lymphozyten auf.[2]

Im Jahre 2001 wurde eine neue Ferritinform, welche ausschließlich in Mitochondrien vorkommt, entdeckt. Mitochondriales Ferritin wird durch ein Intronloses Gen auf Chromosom 5 (5q23) kodiert.[42] Es ist zu 79% mit dem im Zytosol vorkommenden H-Ferritintyp ident. Es besitzt eine N-terminale Aminosäurensequenz, welche für den mitochondrialen Import verantwortlich ist. Gleichzeitig besitzt mitochondriales Ferritin auch Ferroxidaseaktivität.[6] Die Expression von mitochondrialem Ferritin ist nicht eisenabhängig und Geweben mit hoher metabolischer Aktivität vorenthalten. Dazu gehören u. a. Herz, Gehirn, Nieren, Hoden und Thymus.[42, 44] Die Hauptaufgabe von mitochondrialem Ferritin besteht in erster Linie in der Protektion der Mitochondrien vor oxidativem Schaden durch Eisen und nicht in der Speicherung von Eisen.[42] Im menschlichen Gehirn schützt es neuronale Zellen vor Insulten. Mitochondriales Ferritin schützt auch vor Ferroptose.[44] Die endgültige Rolle in der Regulation der mitochondrialen Eisenhomöostase ist noch nicht endgültig geklärt und bedarf daher weiterer Studienergebnisse.[42]

Unter Eisenexzess bzw. bei pathologischer Eisenüberladung kann ein Teil des zellulären Ferritins in eine weitere Speicherform des Eisens, das sogenannte Hämosiderin umgewandelt werden. Hämosiderin wird vorwiegend in Geweben mit einem hohen Anteil an Speichereisen, wie z. B. Knochenmark, Leber und Milz, identifiziert.[6] Verglichen mit Ferritin ist Hämosiderin eine nichtlösliche Form des Speichereisens.[45] Es zeigt Strukturähnlichkeiten mit Ferritin auf.[41] Es wird angenommen, dass dieser Eisenproteinkomplex ein lysosomales Abbauprodukt von Ferritin darstellt.[45] Die dafür verantwortlichen Spaltenzyme konnten bis dato noch nicht identifiziert werden.[6] Die hereditäre Hämochromatose und Thalassämien sind sehr häufig mit der Akkumulation von Hämosiderin in der Leber vergesellschaftet.[45]

Ferritin kommt sowohl im Blutserum als auch in anderen extrazellulären Flüssigkeiten, wie z. B. Liquor oder Synovialflüssigkeit, vor. Meist liegt es in glykosylierter Form vor und ist eisenarm.[42] Serumeisen gilt als Indikator des Eisengehaltes im Organismus und ist mit der Höhe des Speichereisens assoziiert. Daher ist dieser Biomarker als klassischer Indikator des humanen Eisenstatus weit verbreitet und anerkannt.[41] Ein Ferritinwert < 30 µg/L gilt als Eisenmangel.[2] Im Rahmen von Eisenspeicherkrankheiten sind die Konzentrationen des Serumferritins erhöht (Frauen > 200 µg/L und Männer > 300 µg/L).[37] Bei diesem Krankheitsbild ist es laborchemisch gesehen wichtig auch die Transferrinsättigung zu bestimmen, da diese oft vor einem Ferritinanstieg erhöht sein kann.[41]

Ferritin ist ein Akute-Phase Protein. Daher kann es im Rahmen von akuten oder chronischen Entzündungen, Infektionen, malignen Erkrankungen, Autoimmunerkrankungen, chronischen Nieren-, Herz- oder Darmerkrankungen erhöht sein. In diesem Falle sollte ein höherer Cut-off Wert von ≤ 100 µg/L für die Diagnose eines Eisenmangels herangezogen werden.[42] Bei Inflammation wird durch eine Interleukin-6 (IL-6) aktivierte Synthese von Hepcidin vermehrt Ferritin und vermindert Eisen aus den Makrophagen freigesetzt. Bei Zytolysen, z. B. im Rahmen von Leukämien und Lymphomen oder Schädigung der Hepatozyten, wird vermehrt Ferritin in die Zirkulation abgegeben.[2]

Eine Vielzahl an Mutationen wurde am Gen der L-Ferritin Untereinheit (*FTL*) detektiert. Daraus resultieren fünf verschiedene Krankheitsbilder: (1) Hereditäre Hyperferritinämie mit Kataraktsyndrom, (2) Neuroferritinopathie, eine neurogenerative Erkrankung mit Eisenakkumulation im Gehirn, (3) benigne Hyperferritinämie, (4) autosomal-dominant vererbte L-Ferritin-Defizienz, und (5) autosomal-rezessiv vererbte L-Ferritin-Defizienz.[46] Die hereditäre Hyperferritinämie mit Kataraktsyndrom und die benigne Hyperferritinämie gehen mit abnormal erhöhten Konzentrationen des Serumferritins (Hyperferritinämie) einher, während niedrige Konzentrationen (Hypoferritinämie) mit der Neuroferritinopathie und den autosomal vererbten Formen der L-Ferritin-Defizienz vergesellschaftet sind.[46]

Die Neuroferritinopathie ist eine autosomal-dominant vererbte Form der Neurodegeneration, die durch Mutationen im Exon 4 des *FTL*-Gens verursacht wird. Dadurch ist das C-terminale Ende der L-Ferritin Untereinheit beeinträchtigt. Histopathologisch ist das Krankheitsbild durch Eisenablagerungen und Ferritin-Einschluss-Körperchen, welche Ausdruck einer Überexpression mit gleichzeitiger Unfähigkeit der Abräumung von Ferritin aus den Zellen ist, gekennzeichnet.[47] Die exzessive Eisenablagerung findet vorwiegend in den Basalganglien statt.[48, 49] Der klinische Verlauf der Erkrankung ist durch eine langsame Progression gekennzeichnet. Es ist eine Late-Onset Erkrankung mit Dystonie, Chorea, und Neurodegeneration.[50] Das klinische Erscheinungsbild kann generell sehr heterogen ausfallen.[48]

2.1.8. Iron regulator proteins (IRPs)

Das IRP1 und IRP2 sind im Zytoplasma vorkommende Proteine, welche eine Schlüsselstellung in der Regulation des humanen Eisenstoffwechsels einnehmen. Diese RNA-bindenden Regulatorproteine kontrollieren post-transkriptionell die Stabilität und die Translation von messenger RNA (mRNA), welche für in die Eisenhomöostase involvierte Proteine kodiert.[51, 52] Dabei binden die IRPs an mRNA-Haarnadelstrukturen, den sogenannten Stamm-Schleifen-Strukturen oder iron responsive elements (IREs). Diese IRE-Motive existieren entweder in der 5' oder 3' untranslated region (UTR) der mRNAs. Sowohl IRP1 als auch IRP2 können an solche IRE-Strukturen binden, wenn die zellulären Eisenkonzentrationen niedrig sind.[6] Je nachdem ob die IRPs an der 5' oder 3' UTR binden kann dies unterschiedliche Auswirkungen haben. Bei IRP-Bindung an der 5' UTR des Transkriptes wird die Translation der mRNA des entsprechenden Eisenmetabolismus-Proteins (z. B. Ferritin, Ferroportin) inhibiert, bei IRP-Bindung an der 3' UTR die Biosynthese des betroffenen Proteins (z. B. TfR, DMT1) gesteigert. Durch diese Regulationsmechanismen wird eine optimale Balance des intrazellulären Eisenhaushaltes aufrechterhalten.[53, 54]

Bei ausreichender zellulärer Eisenspeicherung wird die mRNA-Bindung von IRPs durch eine posttranslationale Modifikation von IRP1 bzw. durch den Abbau von IRP2 rasch inaktiviert.[6]

2.1.9. HFE-Protein

Das Membranprotein HFE, ein Produkt des *HFE*-Gens am kurzen Arm von Chromosom 6 (6p21.3), ist ein Major histocompatibility complex (MHC) Molekül der Klasse 1.[55, 56] Das *HFE*-Gen enthält insgesamt sieben Exons mit 12 kb. Exon 1 kodiert für das Signalpeptid, die Exons 2-4 für die extrazellulären α1-, α2-, und α3-Domänen, und Exon 5 für die transmembranöse Domäne. Der zytoplasmatische Anteil wird vom 5'Anteil des Exons 6, welches ein Stopcodon enthält, kodiert. Damit repräsentiert der gesamte Transkriptionsabschnitt insgesamt 6 Exons.[57]

Die hereditäre Hämochromatose Typ 1 ist eine autosomal-rezessiv vererbbare Erkrankung, welche in Europa klinisch manifest mit einer Prävalenz von 1:1000 auftritt. Dabei sind Männer deutlich häufiger betroffen als Frauen (Verhältnis 10:1).[37] Die häufigste Mutationsform führt im HFE-Protein an der Aminosäurenposition 282 (C282Y-Mutation = Cys282Tyr) zu einem Austausch von Cystein zu Tyrosin.[6] Die Penetranz der C282Y Homozygotie beträgt ca. 25%. Das bedeutet, dass nur ca. 25% der homozygoten Mutationsträger eine klinisch manifeste Hämochromatose entwickeln.[37] Weitere Mutationsformen sind z. B. die H63D- oder die seltene S65C-Mutation.[6] Eine sogenannte „Compound-Heterozygotie" für die C282Y- mit der H63D-Mutation (selten S65C-Mutation) betrifft ca. 5% der Patientinnen und Patienten mit einer Hämochromatose. Eine alleinige hetero- oder homozygote H63D-Mutation führt nicht zum Krankheitsbild einer Hämochromatose. Heterozygote Träger einer C282Y-Mutation ohne zusätzliche H63D-Mutation entwickeln eine leichte Eisenakkumulation, erkranken jedoch nicht an Hämochromatose.[37]

Auf der Zellmembran von Hepatozyten bildet das HFE-Protein gemeinsam mit dem TfR2 einen Komplex. Diese Interaktion wird durch die α3-Domäne des HFE-Proteins vermittelt.[6] Am TfR1 besteht zwischen dem HFE-Protein und Transferrin eine Konkurrenz um die gleiche Bindungsstelle. Bei Eisenüberschuss im Blut bindet Transferrin an den TfR1 und trennt dabei das HFE-Protein vom Rezeptor. Dieses bindet an den mit Transferrin beladenen TfR2 und löst dabei ein Signal aus, welches an den Zellkern weitergegeben und zur Expression von Hepcidin führt. Somit ist HFE für die normale Regulation der hepatischen Hepcidinsynthese verantwortlich.[2, 57] Im Rahmen einer Mutation im *HFE*-Gen, wie z. B. bei der homozygoten C282Y-Mutation, kommt es zu einem Funktionsverlust des transmembranösen HFE-Proteins. Dadurch ist die Signalweitergabe an den Zellkern und in weiterer Folge die Hepcidinsynthese gestört. Das verminderte Hepcidinvorkommen führt zu einer nicht regulierten Eisenabgabe der Enterozyten in die Blutzirkulation.[2]

2.1.10. Hepcidin

Hepatozyten sind nicht nur wichtige Eisenspeicherzellen des menschlichen Körpers, sondern besitzen durch die Produktion des aus 25 Aminosäuren bestehenden Peptidhormons Hepcidin eine wesentliche Aufgabe in der systemischen Steuerung der humanen Eisenhomöostase.[58] Hepcidin wurde erstmals im Jahre 2000 im menschlichen Urin entdeckt. Die Beschreibung des kodierenden Hepcidin antimicrobial peptide (*HAMP*)-Gens erfolgte im Jahre 2002.[59] Das *HAMP*-Gen kodiert für ein 84 Aminosäuren langes Prä-Pro-Hormon, welches primär in der Leber synthetisiert wird. Anschließend wird dieses durch Abspaltung von 24 Aminosäuren am N-terminalen Ende zum 60 Aminosäuren umfassenden Pro-Hepcidin prozessiert. Durch weitere zelluläre Abspaltung von Aminosäuren am C-terminalen Ende des Pro-Peptids entsteht das reife, bioaktive Hepcidin mit 25 Aminosäuren.[60] Biochemisch gesehen besitzt dieses Peptidhormon eine ß-Faltblattstruktur, welche durch Disulfidbrücken stabilisiert wird.[59]

Das *HAMP*-Gen liegt auf Chromosom 19 (19q13.12) und besteht aus 3 Exons und 2 Introns. Es umfasst insgesamt 2637 bp und wird vorwiegend in der Leber exprimiert.[59] Zusätzlich wird auch eine extrahepatische Synthese in anderen Organen, wie z. B. Gehirn, Herz, Nieren, Magen, Pankreas, Milz, und Fettgewebe, beschrieben.[61] Mutationen im *HAMP*-Gen führen zur seltenen Form der Hämochromatose Typ 2B. Das typische Manifestationsalter dieser seltenen juvenilen Form liegt zwischen dem 10. und 20. Lebensjahr.[6, 37]

Hepcidin nimmt in der Regulation des humanen Eisenmetabolismus eine Schlüsselposition ein. Dabei interagiert es mit dem Eisenexportprotein Ferroportin. Durch die Bindung an Ferroportin von Enterozyten und Zellen des RHS, wird der zentrale Eisentransportkanal von Ferroportin okkludiert.[62] In weiterer Folge wird der Rezeptor-Ligand-Komplex in die Zelle internalisiert und in den Lysosomen degradiert. Dadurch wird die Freisetzung von Eisen in die Blutzirkulation aus retikuloendothelialen Makrophagen und duodenalen Enterozyten verhindert.[59]

Die Synthese von Hepcidin wird durch zahlreiche Faktoren beeinflusst. Während eine gesteigerte Erythropoese (z. B. unter Therapie mit Erythropoetin), Eisenmangel und Hypoxie die Hepcidinsynthese hemmen, bewirken eine Vermehrung des Speichereisens oder mit Inflammation einher gehende Zustände (z. B. chronische Entzündungen, Infektionen, maligne Tumoren) eine Steigerung der Synthese von Hepcidin.[63, 64] Die Induktion der Expression von Hepcidin bei inflammatorischen Erkrankungen erfolgt durch IL-6. Durch die Bindung von IL-6 an den IL-6-Rezeptor kommt es zur Phosphorylierung des intrazellulären Signalweges mit nachfolgender Aktivierung des Signal transducers and activators of transcription-3 (STAT3).[2, 59] Der Hepcidinanstieg im Rahmen von Infektionen führt zu einer Verminderung des im Blut zirkulierenden Eisens. Damit wird eindringenden Erregern kein Nährboden für eine optimale Vermehrung geboten.[2] Der Signalweg über IL-6 ist auch charakteristisch für die Steigerung des Akute-Phase Proteins Hepcidin im Rahmen von Anämien bei chronischen Erkrankungen. Es kommt zu einer Sequestrierung von Eisen in den Zellen des RHS bei gleichzeitiger Beeinträchtigung der intestinalen Eisenresorption in den duodenalen Enterozyten. Damit steht bei niedrigen Eisenkonzentrationen im Blut weniger Funktionseisen für die Erythropoese im Knochenmark zur Verfügung.[64]

Die Transkription des *HAMP*-Gens in den Hepatozyten hängt von der Bone morphogenic protein (BMP)/Small mothers against decapentaplegic (SMAD) Signalkaskade ab.[60, 65] Wenn der Eisenspeicher des Organismus gefüllt ist, wird von nicht-parenchymatösen Zellen das BMP6-Protein in die Blutzirkulation sezerniert. Dieses bindet auf der Oberfläche der Hepatozyten an den BMP-Rezeptorkomplex. Durch eine Rezeptorkinase kommt es dadurch zur Phosphorylierung von SMAD-Proteinen, welche im Zellkern die Transkription des *HAMP*-Gens induzieren.[2, 65, 66]

Bei gesteigerter Erythropoese im Körper muss eine adäquate Verfügbarkeit von Funktionseisen bewerkstelligt werden. So wird z. B. während der Erythropoese in Erythroblasten das sogenannte Erythroferron gebildet. Dieses Protein besitzt inhibitorische Wirkung auf die BMP/SMAD Signalkaskade und bewirkt somit eine Hemmung der Transkription des *HAMP*-Gens.[2, 59, 66, 67]

Diese Regulationsprozesse von Hepcidin mit zahlreichen positiven und negativen Einflussfaktoren sind sehr komplex und weisen darauf hin, dass dieses Masterregulatorprotein der humanen Eisenhomöostase eine weitreichende Bedeutung in der Modulation der Eisenverfügbarkeit für zahlreiche biologische Prozesse und Krankheitsbilder besitzt. Gleichzeitig spielen wahrscheinlich zahlreiche weitere Regulationsfaktoren und Pathways, die vielleicht in zukünftigen wissenschaftlichen Arbeiten entdeckt werden, eine entscheidende Rolle in der Regulation von Hepcidin.[67]

2.1.11. Matriptase-2 (TMPRSS6)

Die Matriptase-2, welche durch das *TMPRSS6*-Gen kodiert wird, gehört zur Familie der transmembranösen Serinproteasen Typ 2. Dieses Enzym wird zum größten Teil in der Leber synthetisiert. In geringerem Ausmaß wird es auch in anderen Organen, wie z. B. Niere, Milz, Gehirn, Lunge, Hoden, Brustdrüse oder Uterus exprimiert. Matriptase-2 wird als inaktives Proenzym, welches nach Autoaktivierung durch Abspaltung eines Argininrestes membrangebunden bleibt, synthetisiert. Matriptase-2 besitzt eine hohe strukturelle und enzymatische Ähnlichkeit mit der Matriptase-1, welche in die Karzinomprogression (z. B. Brust-, Kolorektal-, Prostatakarzinom) involviert ist.[68]

Das in der Leber gebildete Enzym Matriptase-2 ist in die Regulation des Eisenhaushaltes im Körper involviert. Die komplette Rolle ist noch nicht vollständig geklärt. Tiermodelle mit *TMPRSS6*[-/-] Knockout-Mäusen zeigen jedoch eine deutliche Steigerung der Transkription des *HAMP*-Gens mit dem Phänotyp einer schweren mikrozytären Eisenmangelanämie und Alopezie.[69] Matriptase-2 ist ein negativer Regulator der Hepcidinsynthese. Dabei spaltet dieses Enzym das von der Leber gebildete und auf der Plasmamembran lokalisierte Hemojuvelin, welches als Korezeptor für BMPs fungiert.[69, 70, 71] Durch diese enzymatische Spaltung bindet u. a. das BMP6-Protein am BMP-Rezeptor und am Hemojuvelin. Dies wiederum initiiert die Phosphorylierung von SMAD-Proteinen und bewirkt im Zellkern eine Herabregulierung der Transkription des *HAMP*-Gens.[69]

In Tierexperimenten mit Mäusen konnte gezeigt werden, dass BMP6 und Eisen die Expression des *TMPRSS6*-Gens induzieren. Diese Modulation der *TMPRSS6*-Expression könnte als negativer Feedback-Regulationsmechanismus dienen, um exzessive Hepcidinanstiege zu vermeiden und gleichzeitig eine straffe homöostatische Balance der systemischen Eisenkonzentrationen aufrecht zu erhalten.[72]

Mutationen im *TMPRSS6*-Gen sind verantwortlich für die autosomal-rezessiv vererbte Iron-refractory iron deficiency anemia (IRIDA). Dieses seltene Krankheitsbild ist durch eine hypochrome, mikrozytäre Eisenmangelanämie sowie erhöhte Serumkonzentrationen von Hepcidin gekennzeichnet.[73] IRIDA-verursachende Mutationen der Matriptase-2 können die Lokalisation und die Funktionalität dieses Enzyms beeinflussen. Dadurch ist die Fähigkeit der Matriptase-2, die Hepcidinsynthese über die BMP/SMAD Signalkaskade zu supprimieren, vermindert.[74] Differentialdiagnostisch sollte die IRIDA bei Eisenmangelanämien, welche auf eine orale Eisentherapie nicht ansprechen und mit normalen oder erhöhten Serumferritinwerten einhergehen, in Erwägung gezogen werden. Eine molekulargenetische Testung auf Mutationen im *TMPRSS6*-Gen kann die Diagnose bestätigen.[73]

2.1.12. Hemojuvelin

Hemojuvelin ist ein an der Zelloberfläche GPI-verankertes Protein, welches für die Regulation der Hepcidinsynthese in den Hepatozyten mitverantwortlich ist. Es ist das Produkt des *HJV*-Gens, besitzt 4265 bp und ist am Chromosom 1 (Chr1q21) lokalisiert. Die kodierende Sequenz besteht aus 3 Exons (Exon 2, 3, und 4). Das *HJV*-Gen kodiert einen Korezeptor für BMPs, welche die im Blut zirkulierenden Hepcidinkonzentrationen regulieren.[75] Hemojuvelin wird insbesondere in der Leber, im Herz und im Skelettmuskel exprimiert. Dieses Protein wurde auch in anderen Geweben, wie z. B. Ösophagus, Kolon oder Pankreas, beschrieben.[6, 76]

Mutationen im *HJV*-Gen verursachen eine autosomal-rezessiv vererbte Hämochromatoseform mit massiver Eisenüberladung.[77] Die erste entdeckte Mutation dieses Gens wurde 2004 in einer kaukasischen Familie beschrieben.[75] Diese juvenile Form der hereditären Hämochromatose Typ 2A tritt sehr selten auf (Häufigkeit ca. 1 : 1 Million) und manifestiert sich meist zwischen dem 10. – 20. Lebensjahr.[37] Die G320V-Mutation ist die häufigste Mutationsform des *HJV*-Gens (ca. zwei Drittel der Patientinnen und Patienten mit *HJV*-Genmutationen).[78, 79] Klinisch führt die Organmanifestation zu Herzinsuffizienz, Hypogonadismus und Leberzirrhose.[37]

Hemojuvelin ist ein Korezeptor für BMPs. Durch die Aktivierung des BMP-Rezeptor/Hemojuvelin-Komplexes durch BMPs wird die Hepcidinsynthese über den SMAD-Signalweg stimuliert.[2, 6, 80] Während verschiedene BMPs (z. B. BMP2, BMP4, BMP6) mit Hemojuvelin interagieren können, kommt dem BMP6 die bedeutendste Rolle in der Regulation des humanen Eisenstatus zu.[6]

2.1.13. *Bone morphogenetic proteins (BMPs)*

Die BMPs sind eine Gruppe einander ähnlicher Signalproteine, welche zur Transforming growth factor-ß (TGF-ß) Superfamilie gehören. Der ursprüngliche Name resultiert aus der entdeckten Bedeutung diese Zytokine in der Knochen- und Knorpelentstehung. Sie spielen eine entscheidende Rolle im Rahmen der Proliferation, Differenzierung und Apoptose von Zellen.[81] BMP6- und BMP2-Liganden werden in den endothelialen Zellen der Leber synthetisiert und binden an der Hepatozytenoberfläche an BMP-Rezeptoren und den Korezeptor Hemojuvelin. Dadurch wird die Transkription von Hepcidin hochreguliert.[82]

Das endogene Regulatorprotein BMP6 spielt eine entscheidende Schlüsselrolle in der humanen Eisenhomöostase.[83] Der BMP6-Ligand interagiert mit Hemojuvelin und bindet an die BMP-Rezeptoren Typ I und Typ II. In Anwesenheit von BMP6 phosphoryliert und aktiviert der BMP-Rezeptor Typ I den BMP-Rezeptor Typ II. Anschließend werden durch die BMP-Rezeptoren die regulatorischen SMAD-Proteine 1, 5 und 8 phosphoryliert.[84, 85] Die phosphorylierten SMAD-Proteine 1, 5 und 8 formieren sich mit dem Mediator SMAD4 zu einem Komplex, welcher in den Zellkern transloziert und dort die Transkription der Hepcidin mRNA steigert.[84]

Mutationen oder Inaktivierungen von BMP-Liganden, BMP-Rezeptoren, Hemojuvelin, SMAD-Proteinen oder anderen Modulatoren des SMAD-Signalweges resultieren in einer Dysregulation der Hepcidinsynthese.[82] BMP6 Knockout-Mäuse weisen einen Phänotyp mit reduzierter Hepcidinexpression und Eisenexzess in Geweben auf.[81] Dies spricht für eine entscheidende Bedeutung des BMP6-Proteins im humanen Eisenstoffwechsel.

2.1.14. Erythroferron

Die Erythropoese benötigt von den eisenabhängigen Prozessen im menschlichen Körper den größten Anteil an im Blut zirkulierendem Eisen. Die im Knochenmark produzierten Erythroblasten müssen im Rahmen der Häm- bzw. Hb-Synthese ausreichend mit Eisen versorgt werden. Dabei produzieren die Erythroblasten das Hormon Erythroferron, welches die Hepcidinproduktion in Hepatozyten hemmt, und somit sowohl die intestinale Eisenresorption als auch die Eisenmobilisation aus den Gewebespeicherorten steigert.[86] Die Erythroferronproduktion wird durch Erythropoetin (EPO) stimuliert und verhält sich proportional zur Gesamtzahl der responsiven Erythroblasten.[87, 88]

Die Serumkonzentration von Erythroferron ist bei Anämien mit ineffektiver Erythropoese erhöht und korreliert invers mit der Hepcidinkonzentration im Blut. Dieses Hormon besitzt am N-terminalen Ende ein kollagenähnliches Multimerenmotiv und am C-terminalen Ende einen globulären Anteil, welcher strukturell dem Tumornekrosefaktor-α (TNF-α) oder dem Komplementprotein C1q ähnlich ist.[89] Erythroferron agiert direkt an den BMPs. Dabei bindet das N-terminale Ende an das von den sinusoidalen Endothelzellen der Leber sezernierte BMP6 und verhindert dessen Bindung an die BMP-Rezeptoren auf der Hepatozytenoberfläche. Über diesen Mechanismus wird die über BMP6 vermittelte Hepcidininduktion inhibiert und somit die Eisenverfügbarkeit im Körper reguliert.[89, 90]

Erythroferrin-defiziente Mäuse sind nach Hämorrhagien nicht in der Lage die Hepcidinproduktion rasch zu supprimieren und zeigen daher nach Blutverlust eine verzögerte Verbesserung des Hb-Defizits.[91] Dieselbe Beobachtung konnte auch bei Erythroferron-defizienten Mäusen mit durch Inflammation bedingten Anämien gemacht werden.[92]

2.2. Physiologie der Eisenhomöostase

Das essentielle Spurenelement Eisen ist im menschlichen Körper in zahlreiche biologische Prozesse involviert. Zur Aufrechterhaltung der Homöostase auf zellulärer und systemischer Ebene sind Mechanismen, welche eine adäquate Eisenversorgung garantieren und gleichzeitig eine Akkumulation von toxischem Eisen verhindern, notwendig.

Störungen der Eisenhomöostase gehören zu den häufigsten Erkrankungen weltweit. Trotz des reichlichen Vorkommens von Eisen in der Erdkruste und des geringen täglichen Bedarfs dieses Spurenelementes, ist die Bioverfügbarkeit gering und der Eisenmangel die häufigste ernährungsbedingte Erkrankung weltweit. Auf der anderen Seite stehen die Erkrankungen der Eisenüberladung, welche eine heterogene Gruppe aus hereditären und erworbenen Formen repräsentiert.[93]

2.2.1. Intestinale Eisenabsorption

Im menschlichen Organismus gibt es keinen bekannten eigenen Regelmechanismus der Eisensekretion. Die kritischen Determinanten der Eisenkonzentration im Blut sind u. a. die intestinale Eisenabsorption, die Speicherung von Eisen im Gewebe, der Recycling-Mechanismus von Eisen aus alternden Erythrozyten, der vom zentralen Regulatorprotein Hepcidin kontrollierte und durch Ferroportin vermittelte Efflux von Eisen aus den Zellen, die Transferrinsättigung, und die Erythrozytenbildung im Rahmen der Erythropoese.[2]

Die tägliche Ernährung sollte ca. 13-18 mg Eisen, von dem gesunde Erwachsene ca. 1-2 mg absorbieren, enthalten.[93, 94] Bei Eisenmangel kann diese absorptive Kapazität um bis zu 2-4 mg täglich erhöht, bei Eisenüberladung um bis zu 0,5 mg erniedrigt werden. Unter normalen physiologischen Bedingungen nimmt der menschliche Körper mehr Eisen auf als er benötigt. Ein gewisser Anteil dieses Eisens wird in die Blutzirkulation transferiert, der Rest wird in den Enterozyten des Dünndarms retiniert und im Rahmen von physiologischen Abschilferungsprozessen des Darmepithels mit dem Stuhl ausgeschieden.[93, 94] Ein Teil des Eisens geht auch über abgeschilferte Epithelzellen der Haut verloren.[93] Ein geringer Anteil des in den menschlichen Körper aufgenommenen Eisens wird auch über die Niere ausgeschieden.[94]

Im Wesentlichen liegt Eisen in der Nahrung in zwei Formen vor, dem anorganischen Nicht-Hämeisen und dem Hämeisen.[95] In der Standarddiät dominiert die anorganische Form des Nicht-Hämeisens, welches insbesondere in Getreide, Gemüse, Hülsenfrüchten, Bohnen und Obst vorkommt. Es macht ca. 90% der täglichen Gesamtaufnahme des Eisens aus der Nahrung aus. Hämeisen macht nur ca. 10% des gesamten Nahrungseisens aus. Es kommt in Fleisch und Fleischprodukten vor.[93, 96]

Der primäre Ort der Eisenabsorption ist das Duodenum und das proximale Ileum.[94] Dabei unterliegen die Bioverfügbarkeit und die enterale Eisenaufnahme zahlreichen Einflussfaktoren. Obwohl Hämeisen einen relativ geringen Anteil in der Nahrung ausmacht, verfügt es verglichen mit dem Nicht-Hämeisen über eine deutlich effizientere intestinale Absorption, da es durch andere Nahrungsbestandteile nicht so ungünstig beeinflusst wird wie die anorganische Eisenform.[93]

Das Nicht-Hämeisen steht in der Nahrung entweder als Fe^{2+} oder Fe^{3+} zur Verfügung.[95] Die Löslichkeit des dreiwertigen Fe^{3+} ist pH-Wert abhängig und nimmt mit pH-Abfall dramatisch zu.[97] Der menschliche Organismus hat begünstigende Faktoren zur intestinalen Aufnahme von Eisen entwickelt. Der saure Inhalt des Magens, welcher im Lumen einen pH-Wert von 1 erreichen kann, wird an das Duodenum, dem Ort der Eisenabsorption, abgegeben. Durch diese pH-Wertsenkung im Dünndarm wird die Aufnahme von Eisen gefördert.[2,

[95] Durch die Reduktion des in der Nahrung prädominant vorkommenden Fe^{3+} zu Fe^{2+} wird die Wasserlöslichkeit und Bioverfügbarkeit von Eisen erhöht.[2] Ascorbinsäure ist ein zusätzlicher Promotor der Reduktion von Fe^{3+}.[98]

Die Eisenabsorption per se ist ein sehr komplexer Prozess. Zahlreiche Proteine, welche den Eisenimport an der apikalen und den Eisenexport an der basolateralen Zellmembran der duodenalen Enterozyten regulieren, sind in diesen Prozess involviert.[99] Das duodenale Bürstensaumenzym Cytochrom b-Reduktase, welches auf der apikalen Zellmembran lokalisiert ist, bewerkstelligt an der Dünndarmoberfläche die Reduktion von Fe^{3+} zu Fe^{2+}.[98] Anschließend wird Fe^{2+} mittels dem Transportprotein DMT1 durch die apikale Zellmembran der duodenalen Enterozyten transportiert.[100] Im Gegensatz zur intestinalen Absorption von anorganischem Eisen ist die intestinale Aufnahme von Hämeisen nicht restlos geklärt.[94] Intaktes Hämeisen wird vorwiegend über das Heme-carrier protein 1 (HCP1), welches im Duodenum exprimiert wird, absorbiert. Dieses Transportprotein ist zusätzlich auch für den Folsäuretransport verantwortlich.[93, 94] Innerhalb der Zelle wird Eisen aus dem Protoporphyrinring freigesetzt und gelangt als Fe^{2+} in den anorganischen Eisenpool der Enterozyten, welcher in erster Linie durch das Nicht-Hämeisen gespeist wird.[93, 96]

Die humane Eisenabsorption im proximalen Dünndarm kann als Zwei-Schritte-Prozess verstanden werden: (1) Aufnahme von mit der Nahrung zugeführtem Eisen aus dem Darmlumen in die intestinalen Mukosazellen und (2) Transfer von Eisen aus den Mukosazellen in die Blutzirkulation.[94] Der weitere Weg des in die duodenalen Enterozyten absorbierten Eisens ist vom Eisenbedarf des menschlichen Organismus abhängig. Wenn die Körperspeicher voll sind und kein zusätzlicher Stimulus durch eine gesteigerte Erythropoese gegeben ist, wird ein wesentlicher Anteil des gerade erst aufgenommenen Eisens in Form von Ferritin in den Mukosazellen gespeichert.[93, 96] Aufgrund der kurzen Lebensdauer der Dünndarmmukosazellen von 3-4 Tagen kann das in den Enterozyten absorbierte und als Ferritin abgelagerte Eisen im Rahmen der physiologischen Abschilferung dieser Zellen sehr rasch über den Stuhl ausgeschieden werden.[96]

Bevor das nicht als Ferritin gespeicherte Eisen über die basolaterale Zellmembran der intestinalen Mukosazellen in die Blutzirkulation gelangt, muss es durch das Zellzytoplasma transportiert werden. Dieser Prozess ist bis dato nicht zur Gänze geklärt.[93] Wahrscheinlich kommt es mit intrazellulären Proteinen (Chaperone) zu einer Chelatbildung.[93, 98]

Die Expression des Regulatorproteins Ferroportin an der basolateralen Membran der duodenalen Mukosazellen kontrolliert den Eisenexport aus den Darmzellen in die Blutzirkulation. Je mehr Ferroportin in der Zellmembran lokalisiert ist, desto mehr Eisen gelangt in das Blut.[101] Der Export wird durch die beiden Regulatorproteine Hephästin und Ceruloplasmin, welche Ferroxidaseaktivität besitzen und somit an der basolateralen Membran Fe^{2+} zu Fe^{3+} reduzieren, unterstützt.[102] Die Hepcidin-Ferroportin Interaktion spielt dabei in der Effizienz der Eisenresorption eine wichtige Rolle.[101] Durch die Bindung von Hepcidin an Ferroportin wird die Degradation von Ferroportin getriggert.[103]

Die intestinale Eisenresorption ist sehr straff geregelt und dieser Prozess setzt sich aus vielen Regulationsmechanismen zusammen. Neben der sehr wichtigen durch Hepcidin vermittelten Regulation des Eisenexportproteins Ferroportin, spielt insbesondere der Transkriptionsfaktor Hypoxia-inducible factor-2α (HIF-2α) eine bedeutende Rolle.[99] Ein niedriger zellulärer Eisengehalt in duodenalen Enterozyten im Rahmen von systemischem Eisenmangel stabilisiert den HIF-2α im Duodenum, welcher die Expression der Cytochrom b-Reduktase und DMT1 erhöht und somit die Eisenabsorption steigert.[99, 103] Zudem spielen auch die IRPs eine entscheidende Rolle in der intestinalen Resorption von Eisen. IRP1 und IRP2 binden an sogenannte IRE-Strukturen in der 5' oder 3'UTR der mRNA anderer Regulatorproteine. DMT1 mRNA besitzt z. B. ein IRE an der 3'UTR und wird durch die IRP-Bindung stabilisiert. Im Gegensatz dazu besitzt die Ferroportin-mRNA ein IRE an der 5'UTR. Dadurch wird die Translation dieses Proteins inhibiert.[103]

Eine Hypoxie führt ca. 6-8 Stunden nach Hypoxiebeginn zu einer Steigerung der intestinalen Eisenabsorption. Dabei gehen dieser Steigerung Änderungen in der Aktivierung der Erythropoese, eine Erhöhung des Blutspiegels von Eisen sowie ein Anstieg von Hepcidin voraus.[2] Die Eisenabsorption wird ebenso bei stimulierter Erythropoese, z. B. im Rahmen eines Blutverlustes oder einer akuten Hämolyse, gesteigert.[98] Die erythrozytären Vorläuferzellen sind durch die Hb-Synthese die wesentlichen Konsumenten von Eisen. Sie exprimieren auf ihrer Zellmembran den TfR1, über den das an das Transferrin gebundene Eisen aus dem Blut aufgenommen wird.[2] Eine physiologische Steigerung der intestinalen Eisenresorption findet in der Schwangerschaft und während der Säuglingsperiode statt.[98]

2.2.2. Eisentransport im Blut und Eisenbelieferung der Körperzellen

Eisen kommt im Blutplasma in verschiedenen Formen vor. Die Hauptform ist das an das Glykoprotein Transferrin gebundene Eisen. Zusätzlich kommt zu einem geringeren Anteil im Blut das sogenannte „Non-transferrin bound iron (NTBI) vor. Diese Eisenfraktion im Blut inkludiert Eisen, welches an niedermolekulare Chelatoren, an Makromolekülen und an andere Proteine gebunden ist.[104] Wird intrazelluläres Eisen durch Ferroportin aus den duodenalen Enterozyten, Hepatozyten oder Zellen des RHS in die Blutzirkulation freigegeben, so wird der Großteil sofort an Transferrin gebunden und weitertransportiert. Der Serumeisenpool beträgt ca. 3-4 mg und wird mehrmals täglich ausgetauscht um den Eisenbedarf für die Erythropoese und die anderen Gewebe mit ca. 30 mg suffizient abdecken zu können.[105]

Transferrin hält das Eisen löslich, reduziert die Reaktivität von Eisen und sorgt für eine sichere und kontrollierte Belieferung der verschiedenen Gewebe.[93] Jedes Transferrinmolekül kann maximal zwei Fe^{3+} Atome binden. Unter normalen physiologischen Bedingungen werden ca. 30% der Eisen-bindenden Stellen im Serumtransferrinpool besetzt (Transferrinsättigung = 30%). Dadurch besteht eine ausreichende Pufferkapaziät, welche das mögliche Auftreten von potentiell toxischem NTBI abfedern soll.[106] Eine Verminderung der Transferrinsättigung kann durch einen Eisenmangel oder eine Anämie bei chronischen Erkrankungen (z. B. chronisch entzündliche Erkrankungen, Niereninsuffizienz, maligne Tumoren), eine Erhöhung der Transferrinsättigung bei hereditären oder sekundären Formen der Hämochromatose vorliegen.[2]

Unter physiologischem pH-Wert ist eine sehr hohe Affinität der Transferrinmoleküle für Eisen gewährleistet. Daher ist nahezu das gesamte anionische Eisen in der Blutzirkulation an Transferrin gebunden. Im Rahmen von Eisenüberladungen kann NTBI im Blutserum auftreten.[93] Auch nach über 40-jähriger Entdeckung von NTBI ist die exakte chemische Zusammensetzung wissenschaftlich nicht vollständig aufgeklärt. Das liegt zum größten Teil daran, dass NTBI eine heterogene Gruppe und eine variable Mischung von kleinen Molekülen mit Fe^{3+} repräsentiert. Dazu gehören u. a. Citrat, Acetat und Phosphat. Von diesen potentiellen Eisenliganden kommt Citrat am häufigsten vor und besitzt zugleich die höchste Affinität für Fe^{3+}.[107] Plasmakonzentration von NTBI sind Gegenstand anhaltender wissenschaftlicher Debatten. Es wird angenommen, dass unter normalen Bedingungen NTBI nur einen sehr kleinen Anteil des im Blut transportierten Eisens repräsentiert und eine Konzentration zwischen 0-1 μmol hat. Im Falle einer Eisenspeicherkrankeit werden Werte > 5 μmol beschrieben.[104] Aufgrund der Heterogenität von NTBI ist die Messung bei fehlender standardisierter Methode dieses Parameters mit technischen Schwierigkeiten verbunden.[107] Die große Variabilität der Messergebnisse zwischen den einzelnen Laboratorien ist durch die unterschiedlichen Methoden und Assays bedingt. NTBI besitzt das Potential toxische Reaktionen zu katalysieren. Mit Citrat komplexiertes Eisen induziert Lipidperoxidation, DNA-Strangbrüche und andere toxische Effekte.[104]

Das im Blut zirkulierende und mit Eisen beladene Transferrin sorgt für die Eisenbelieferung der Körperzellen. In Säugetieren gibt es zwei Arten von TfRs. TfR1 wird auf allen Körperzellen, welche Eisen benötigen, in unterschiedlichem Ausmaß exprimiert. Eine hohe Expression findet man auf unreifen Erythrozyten, auf sich rasch teilenden normalen und malignen Zellen, und am Plazentagewebe.[93] Das mit zwei Fe^{3+} Ionen beladene Transferrin besitzt eine vielfach höhere Affinität zum TfR1 als Transferrinmoleküle, welche nur mit einem Fe^{3+} Ion beladen sind, und das eisenfreie Apoferritinmolekül.[108] Neben der membrangebundenen Form des TfR1 ist in der Blutzirkulation der sTfR nachweisbar. Er repräsentiert ein lösliches Fragment der extrazellulären Rezeptordomäne, welches durch proteolytische Spaltung des C-terminalen Endes von TfR in das Blutserum gelangt. Die Blutspiegel des sTfR repräsentieren die Verfügbarkeit von funktionellem Eisen.[93] TfR2 wird vorwiegend auf Hepatozyten und Zellen der Erythropoese exprimiert. Transferrin bindet an TfR2 mit einer ca. 30-fach niedrigeren Affinität verglichen mit TfR1.[104, 105]

Unter physiologischen Bedingungen können die individuellen Körperzellen die intrazelluläre Eisenaufnahme über die TfR1 Expression auf der Zelloberfläche entsprechend ihres Eisenbedarfs regulieren.[93] Im Rahmen der Bindung der eisenbeladenen Transferrinmoleküle an den TfR1, wird die sogenannte TfR1 mediierte Endozytose dieses Transferrin-TfR1 Komplexes initiiert.[104, 108] Dabei kompetitiert der HFE/ß_2-Mikroglobulin Komplex mit dem eisenbeladenen Transferrinmolekül um die Bindungsstelle am TfR und reguliert so die Aufnahme des Transferrinmoleküls in die Zelle. Bei entsprechender Bindung des mit zwei Fe^{3+} Ionen beladenen Transferrins an den TfR1 wird der Endozytoseprozess bei einem extrazellulären pH-Wert von 7,4 eingeleitet.[104] Das Endosom wird durch eine H^+-Protonenpumpe angesäuert und dabei das transferringebundene Fe^{3+} unter Konformationsänderung des Transferrinmoleküls bei einem saurem pH-Wert von ca. 5,5 freigesetzt.[104, 106] Anschließend wird das freigesetzte Fe^{3+} durch eine Ferrireduktase, dem sogenannten Six-transmembrane epithelial antigen of the prostate-3 (STEAP3), zu Fe^{2+} reduziert. Diese Fe^{2+} Ionen werden mittels DMT1 über die endosomale Membran in das Zytoplasma transportiert.[106] Von dort wird das Eisen entweder in die Mitochondrien zur Synthese von Hämproteinen transportiert oder als Ferritin in der Zelle gespeichert.[104] Apotransferrin und TfR1 werden wieder zur Zelloberfläche transportiert. Dieser Recycling-Mechanismus ermöglicht die Wiederverwertung des eisenfreien Transferrinmoleküls und des TfR1 für einen erneuten Transferrin-Zyklus. Transferrin kann für ca. 100-200 Zyklen verwendet werden.[93]

Die intrazelluläre Aufnahme von transferringebundenem Eisen über TfR2 ist ebenso pH-abhängig. Ähnlich wie bei TfR1 findet die Bindung von mit zwei Fe^{3+} Ionen beladenen Transferrinmolekülen an TfR2 bei einem pH-Wert von 7,4 statt. Dies spricht für einen über TfR2 vermittelten Endozytoseprozess von eisenbeladenem Transferrin.[104] TfR2 ist auch in die Regulation der humanen Eisenhomöostase involviert. Die vielfach geringere Affinität zu Transferrin verglichen mit TfR1 zeigt, dass TfR2 eher in die Regulation des Eisenhaushaltes als in den Eisentransport in die Körperzellen involviert ist.[108] Mutationen des TfR2 Gens (*TfR2*), welches am langen Arm von Chromosom 7 (7q22) liegt, führen zur Eisenüberladung, der sogenannten *TFR2*-assoziierten hereditären

Hämochromastose.[37, 104] Dieses Krankheitsbild tritt sehr selten auf und wird zwischen dem 10. und 50. Lebensjahr klinisch manifest.[37]

Hepatozyten stellen die Parenchymzellen der Leber dar und sind der Hauptspeicherort des Eisens.[104] Sie exprimieren sowohl TfR1 als auch TfR2 und nehmen die Hauptmenge des Serumeisens über den Transferrin-Zyklus auf. Unter normalen physiologischen Umständen stellt dieser Weg die Hauptroute der Eisenaufnahme in die Zellen dar. Eine pathologische Eisenakkumulation führt jedoch zu einer TfR-unabhängigen Aufnahme von NTBI in die Zellen.[101] Diese intrazelluläre NTBI-Aufnahme wird durch ein Transportprotein, das sogenannte Zrt/Irt-like protein (ZIP14), bewerkstelligt.[106] In Tierversuchen mit Mäusen konnte gezeigt werden, dass bei Fehlen von ZIP14 kein NTBI über die Leber aufgenommen wird.[101]

2.2.3. Intrazelluläre Eisenspeicherung

Freies nicht an Protein gebundenes Eisen ist sehr toxisch und ist daher unter normalen physiologischen Bedingungen fest an Proteinen gebunden. Die Eisenspeicherung in den Gewebezellen vermeidet bei steigenden Eisenkonzentrationen im Körper das Auftreten von freiem Eisen. Gleichzeitig wird im Rahmen eines Eisenmangels durch das intrazelluläre Speichereisen die sofortige Verfügbarkeit dieses Spurenelementes gewährleistet.[109] Ferritin ist das Hauptspeicherprotein des Eisens in den Körperzellen. Dadurch wird die Fenton-Reaktion im Körper verhindert.[110] Sie wird in biologischen Systemen als eine der wesentlichen Quellen reaktiver Sauerstoffspezies (reactive oxygen species, ROS) in den Zellen gesehen und führt zum sogenannten oxidativen Stress.[111]

Intrazellulär befindet sich Ferritin im Zytoplasma, im Zellkern, und in den Mitochondrien. Dieses Speicherprotein wird bei Vertebraten in nahezu allen Geweben exprimiert.[110] Es besteht aus insgesamt 24 Subeinheiten, welche aus dem sogenannten L- und H-Ferritin aufgebaut werden. Die sphärische Proteinhülle kann bis zu 5000 Eisenatome speichern.[109] Das mitochondriale Ferritin stellt eine eigenständige Isoform dar und tritt zellspezifisch in Erscheinung.[112] Wenn auch das intrazelluläre Eisen primär im Zytoplasma gespeichert wird, so verbrauchen die Mitochondrien den größten Anteil an metabolisch aktivem Eisen innerhalb der Körperzellen.[110]

Im Zytoplasma befindliches Fe^{2+} wird durch sogenannte Poly-(rC)-binding proteins (PCBPs) zum Ferritin transferiert, wo es durch die H-Untereinheit von Fe^{2+} zu Fe^{3+} oxidiert und mit Unterstützung der L-Untereinheit im Kern des Ferritinmoleküls gespeichert wird.[106, 109] Die PCBPs stellen eine für den intrazytoplasmatischen Fe^{2+} Transport wichtige Proteinfamilie von Eisen-Chaperonen dar. PCBP1 und PCBP2 sind verantwortlich für den Fe^{2+} Transport zum Ferritinmolekül. Die Expression von PCBP3 und PCBP4 ist verhältnismäßig niedrig und die biologische Rolle dieser beiden Proteine ist zum gegenwärtigen Zeitpunkt nicht restlos geklärt. Es gibt aber Hinweise darauf, dass PCBP3 ebenso die Fähigkeit besitzt an Ferritin zu binden.[113]

Ferritin speichert die Fe^{3+} Ionen in einem für den menschlichen Organismus ungefährlichen, nicht-toxischen Zustand. Um für die biologischen Prozesse im Körper verfügbar zu sein, muss dieses Eisen wiederum von Ferritin freigesetzt werden. Dies geschieht durch eine lysosomale Ferritin-Degradation.[109] Die Anlieferung der Ferritinmoleküle zu den Lysosomen wird durch verschiedene Wege beschritten: (1) Bei Eisenmangelzuständen gelangen die Ferritinmoleküle durch Autophagie in die Lysosomen, (2) bei suffizienter Eisenversorgung des Körpers dominiert ein von der Autophagie unabhängiger intrazellulärer Prozess.[113]

Der Nuclear receptor coactivator-4 (NCOA4) wurde als Protein, welches für die Bindung und den Transport des Ferritinmoleküls zur sogenannten Ferritinophagie in den Lysosomen verantwortlich ist, identifiziert.[109, 113] Auf diese Weise wird die Bioverfügbarkeit von Eisen im humanen Organismus reguliert. Durch die Erythropoese, einem Prozess mit hohem Eisenbedarf, wird die NCOA4-Expression gesteigert. Mäuse ohne NCOA4-Protein entwickelten das Bild einer schweren Eisenüberladung der splenischen Makrophagen.[109]

Hemosiderin wird als nichtlösliches Nicht-Hämeisen, welches nach Autophagieprozessen von Ferritin in den Körperzellen auftritt, definiert.[114] Diese Speichereisenform tritt vor allem bei Patientinnen und Patienten mit Eisenüberladung prominent auf.[106] Physiologisch kann Eisen sowohl aus Ferritin als auch aus Hemosiderin effizient mobilisiert und im humanen Organismus genützt werden.[106, 114] Ein Merkmal von Ferritin besteht darin, dass kleine Mengen dieses Moleküls in die Blutzirkulation sezerniert und in der klinischen Praxis als Indikator für das Körperspeichereisen herangezogen werden.[106]

2.2.4. Eisen-Recycling über das RHS

Nach einer Lebensdauer von ca. 120 Tagen zeigen die Erythrozyten Oberflächenveränderungen, welche sie für Makrophagen in der Milz und Leber zur Phagozytose kenntlich machen.[115] Eine der Hauptaufgaben dieser Makrophagen besteht darin, das Eisen auf dem Hb dieser alternden Erythrozyten freizusetzen und es für einen anderen Hb-Zyklus wieder zur Verfügung zu stellen.[109] Die in den Makrophagen vorkommende Hemoxygenase-1 (HO1) spielt in diesem Recycling-Mechanismus eine entscheidende Rolle. Sie spaltet Eisen, welches anschließend über Ferroportin in die Blutzirkulation abgegeben wird, aus dem Häm-Molekül ab.[116, 117] Dieses Recycling von Eisen in den Makrophagen der Leber und Milz ist ein wichtiger und permanenter Prozess, der den täglichen Eisenbedarf im Körper (20-40 mg) abdeckt.[118]

2.2.5. Eisen und Erythropoese

Die Erythropoese benötigt für die Hb-Synthese ca. 20-30 mg Eisen pro Tag und damit nahezu 80% des gesamten Körpereisens.[119, 120] Der durchschnittliche erwachsene Körper besitzt ca. 24 Trillionen Erythrozyten im Blut mit einem Feuchtgewicht von in etwa 2,4 kg. Die Produktionsrate der roten Blutkörperchen beträgt ca. $2,3 \times 10^6$ Zellen pro Sekunde und stellt somit einen sehr dynamischen und regulierten Prozess dar, der integraler Bestandteil der gesamten Hämatopoese im Körper ist.[120]

Die Bildung der roten Blutkörperchen im Knochenmark ist zur Aufrechterhaltung des Umsatzes der Erythrozyten kontinuierlich erforderlich. Nach einer Reifung und Differenzierung im Knochenmark von ca. 10 Tagen, werden in etwa 2×10^{11} Retikulozyten täglich in die Blutzirkulation abgegeben. Hb macht ca. 95% des gesamten Proteins der Erythrozyten aus.[121] Die roten Vorläuferzellen im Knochenmark sind die wesentlichen Verbraucher des Eisens. Die Eisenaufnahme aus dem Blut erfolgt über mit zwei Fe^{3+} Ionen beladene Transferrinmoleküle, welche an den TfR1 an der Zelloberfläche binden und anschließend durch die rezeptorvermittelte Endozytose in die erythrozytären Vorläuferzellen aufgenommen werden. Transferrin und der TfR1 werden nach intrazellulärer Freisetzung des Eisens wieder zur Zelloberfläche transferiert und können durch diesen Recycling-Mechanismus wiederverwertet werden.[122]

Das in den erythropoetischen Vorläuferzellen freigesetzte Fe^{2+} wird in die Mitochondrien transferiert und mit Hilfe der Ferrochelatase in das Protoporphyrin IX eingefügt.[120] Dieses Häm-bildende Enzym hat seinen Genlokus am langen Arm von Chromosom 18 (18q21.3). Es besteht aus insgesamt 423 Aminosäuren und hat ein Molekulargewicht von 47,9 kDa.[122] Das in den Mitochondrien fertig synthetisierte Häm-Molekül verlässt diese Zellorganelle und wird mit den Globinketten zum Hb formiert.

Die Eisenverfügbarkeit in den erythrozytären Vorläuferzellen wird über die IRP-Bindung an die IRE-Struktur an der 3'UTR der mRNA von TfR1 reguliert. Dabei führt niedriges Eisen in den Zellen zu einer vermehrten Bindung von IRP und führt dadurch zu einer erhöhten TfR1 Expression. Ein erhöhter Eisengehalt der Zelle führt hingegen zu einer erhöhten Translation der 5-Aminolävulinsäuresynthase mRNA.[122] Dieses Enzym katalysiert den ersten Schritt der Häm-Biosynthese in den Mitochondrien der Erythroyzyten.[120]

2.2.6. Eisenmetabolismus im Gehirn

Eisen spielt im menschlichen Gehirn eine wesentliche Rolle. Es ist in zahlreiche metabolische Prozesse, wie z. B. die ATP-Produktion, die Myelinogenese oder die Synthese von Neurotransmittern involviert.[104, 123] Daher muss der Eisenmetabolismus im Gehirn strikt geregelt werden. Eisenmangel während dem Kindesalter kann zu einer verzögerten Sprachentwicklung und psychomotorischen Krankheitsbildern führen. Umgekehrt kann exzessive Eisenablagerung im gealterten menschlichen Gehirn zu neurodegenerativen Erkrankungen, wie z. B. Morbus Alzheimer, Morbus Parkinson, oder die Friedreich-Ataxie führen.[123]

Die Blut-Hirn-Schranke wird von den Endothelzellen der Blutkapillaren und den die Gefäße umgebenden Astrozyten gebildet und sorgt für einen streng kontrollierten Stoffaustausch zwischen Blutzirkulation und den Zellen des Gehirns. Die Endothelzellen des Gehirns exprimieren an der luminalen Seite TfR1. Die Eisenaufnahme aus dem Blut erfolgt über mit zwei Fe^{3+} Ionen beladene Transferrinmoleküle, welche an den TfR1 binden und anschließend über eine TfR1-mediierte Endozytose über die Endothelzellen des Gehirns aufgenommen werden.[104] Es wird darüber spekuliert, dass Eisen an der Blut-Liquor-Schranke durch einen ähnlichen Mechanismus wie an der Blut-Hirn-Schranke in das menschliche Gehirn transportiert wird.[124]

2.2.7. Systemische Eisenhomöostase

Der menschliche Organismus besitzt mehrere Mechanismen, mit der die Eisenspiegel im Körper im Gleichgewicht gehalten werden. Die kontrollierte intestinale Eisenabsorption, das Eisen-Recycling in den Makrophagen der Leber und der Milz sowie die intrazelluläre Eisenspeicherung in den verschiedenen Geweben sind ein Teil dieser Mechanismen.[109] Die humane Eisenhomöostase bedarf einer koordinierten Regulation von Eisentransport und Eisenspeicherung um die Gewebszellen mit ausreichenden Mengen an Eisen zu versorgen und zugleich eine Überladung mit Eisen zu verhindern. Innerhalb der letzten Dekade wurde in der medizinischen Wissenschaft ein besseres Grundverständnis über die Zusammenhänge der Kontrollmechanismen des zellulären Eisenimports und -exports sowie der Eisenverteilung im menschlichen Organismus gewonnen.[101]

Im menschlichen Körper gibt es keinen aktiven Weg der Eisenausscheidung. Eisenverlust entsteht durch Blutungen, durch Abschilferung von Epithelzellen des Darms und der Haut, und über den Schweiß. Ca. 1-2 mg Eisen pro Tag müssen mit der Nahrung aufgenommen werden, um diesen Verlust abzudecken. Wenn der humane Organismus mehr Eisen benötigt, wie z. B. im Rahmen eines Eisenmangels, wird die Eisenabsorption im Dünndarm gesteigert und gleichzeitig Eisen aus den Gewebespeichern mobilisiert.[101, 109] Im Rahmen einer Eisenüberladung kommt es zu einer Verminderung der Absorption und zu einer gesteigerten Speicherung von Eisen in den Geweben, um toxische Effekte von freiem Eisen zu verhindern.[101, 109] All diese Schritte müssen sowohl auf systemischer als auch auf zellulärer Ebene reguliert werden.[109]

Der Hauptregulator der humanen Eisenhomöostase ist das vorwiegend in der Leber synthetisierte Peptidhormon Hepcidin. Es ist ein negativer Regulator des

Eisenmetabolismus. Auf molekularer Ebene bindet dieses Hormon an Ferroportin von Enterozyten und Zellen des RHS. Dadurch wird die Internalisierung und in weiterer Folge die lysosomale Degradation dieses Rezeptor-Liganden-Komplexes in der Zelle promotet.[125, 126, 127] Hohe Blutkonzentrationen von Hepcidin führen über diese Hepcidin-Ferroportin Achse zu einer Verminderung der intestinalen Eisenabsorption und zur Freisetzung von Eisen aus den Zellen des RHS. Eine Erniedrigung der Hepcidinkonzentration im Blut führt zu einer gesteigerten Absorption und Freisetzung von Eisen aus den intrazellulären Kompartimenten.[128] Die Hepcidinexpression wird durch zahlreiche physiologische Einflussfaktoren, wie z. B. Eisenkonzentration im Blut, Infektion und Inflammation, Hypoxie, Anämie und Erythropoese, reguliert.[109]

Hepatozyten verfügen über einen physiologischen „Iron sensing" Mechanismus, der es ermöglicht, tatsächliche Auskunft über den zellulären und systemischen Eisenhaushalt im humanen Organismus zu geben.[128] Im Rahmen von Eisenmangelzuständen kommt es zu einer Verminderung der Hepcidinsynthese. Bei Eisenüberladung wird vermehrt Hepcidin in der Leber produziert.[101] Erhöhte Konzentrationen von Eisen im Blut aktivieren die BMP/SMAD Signalkaskade in den Hepatozyten und induzieren dadurch im Zellkern die Transkription des *HAMP*-Gens.[112, 128]

Pathogene Erreger benötigen im Rahmen von Infektionen bzw. entzündlichen Prozessen Eisen für die Proliferation und das Überleben im menschlichen Organismus. Dazu bedienen sich diese Erreger auch aus dem Eisenpool des Wirtes. Eine adaptive Antwort des Immunsystems besteht in der Eisenrestriktion. Durch erniedrigte Eisenkonzentrationen im Blut soll die Proliferation von eisenabhängigen Pathogenen vermieden werden. Gleichzeitig soll eine Sepsis verhindert und das Infektionsgeschehen rasch und effektiv beendet werden.[109] Diese Induktion der Eisenrestriktion während infektiöser bzw. inflammatorischer Prozesse wird durch Hepcidin mediiert. Durch eine erhöhte Hepcidinproduktion kommt es zur Eisenretention im RHS und zu einer verminderten intestinalen Eisenresorption.[93] Während des Infektionsgeschehens werden pathogene Erreger u. a. von den Makrophagen als körperfremde Elemente erkannt und den Abwehrzellen präsentiert. Diese Identifizierung des Erregers triggert die Expression und Sekretion von proinflammatorischen Zytokinen, wie z. B. IL-6, Interleukin-22 (IL-22) und Typ-1 Interferon.[109] Die Bindung von IL-6 am IL-6-Rezeptor auf der Oberflächenmembran der Hepatozyten aktiviert den STAT3-Signalweg und triggert dadurch die Expression des *HAMP*-Gens mit konsekutivem Anstieg der Hepcidinkonzentration im Blut.[128]

Während einer Hypoxie kommt es durch eine Erhöhung der EPO-Produktion zu einer Stimulierung der Erythropoese. Gleichzeitig wird die Hepcidinproduktion in der Leber vermindert, um genügend Eisen aus den Zellen des RHS und über die intestinale Absorption zur Verfügung zu stellen.[93] Die Hypoxie-bedingte EPO-Ausschüttung im Körper führt zu einer erhöhten Erythroferronproduktion in den Erythroblasten.[101] Erythroferron bindet an das in den sinusoidalen Endothelzellen der Leber sezernierte BMP6 und verhindert dadurch dessen Bindung an die BMP-Rezeptoren der Hepatozytenoberflächenmembran. Dadurch wird die über BMP6 mediierte Hepcidinproduktion in der Leber inhibiert.[89, 90] Physiologisch wird die Antwort auf Hypoxie im humanen Organismus auch über Transkriptionsfaktoren, die sogenannten Hypoxia-inducible factors (HIFs) reguliert.[128] HIF-2α erhöht z. B. über eine gesteigerte Expression der Cytochrom b-Reduktase und DMT1 die Eisenabsorption in den duodenalen Enterozyten.[109, 128] HIF-1α spielt eine Rolle in der Inhibition der Hepcidinexpression.[109, 129]

3. Eisenmangel

Die limitierte Fähigkeit des intestinalen Epithels zur Absorption von Eisen aus der Nahrung und der inhibitorische Kontrollmechanismus von Hepcidin auf die humane Eisenhomöostase können insbesondere im Rahmen von reduzierter Eisenzufuhr oder Blutverlust zu einer negativen Eisenbilanz im Körper führen.[130] Eisen ist nicht nur für die Hb-Produktion notwendig, sondern auch eine wichtige Komponente von über 200 zellulären Enzymen.[131] Der Eisenmangel ist in seinen unterschiedlichen klinischen Ausprägungen weltweit die häufigste Ernährungsstörung. Ca. 25% der Weltbevölkerung leidet an einem Eisenmangel.[4] Zu den Menschen mit erhöhtem Risiko zählen Kleinkinder insbesondere in Entwicklungsländern, junge Frauen im gebärfähigen Alter und Schwangere.[2] In Europa haben ca. 10% der Frauen, in den Entwicklungsländern ca. 50% der Frauen im gebärfähigen Alter einen Eisenmangel. Insgesamt 80% aller Anämien sind durch einen Eisenmangel bedingt. Davon sind 80% der Fälle Frauen.[4] D. h. der Eisenmangel ist die häufigste Ursache einer Anämie und Frauen sind davon wesentlich häufiger betroffen.

Eisenmangel beeinflusst sehr stark die humane Eisenhomöostase. Dabei werden adaptive Mechanismen insbesondere über die Hepcidin-Ferroportin Achse induziert. Die Suppression der Hepcidinsynthese während des Eisenmangels führt zu einer gesteigerten Eisenabsorption in den duodenalen Enterozyten und gleichzeitig zu einer erhöhten Eisenfreisetzung aus den Zellen des RHS.[101, 132]

Grundsätzlich müssen zwei Formen des Eisenmangels unterschieden werden: (1) Absoluter Eisenmangel und (2) funktioneller Eisenmangel. Der absolute Eisenmangel tritt bei leeren bzw. erschöpften Eisenspeichern auf.[133] Dies kann durch eine mangelhafte Eisenzufuhr, eine gestörte intestinale Eisenresorption, einem gesteigerten Eisenbedarf oder durch Eisenverluste bedingt sein.[2] Beim funktionellen Eisenmangel ist genügend oder vermehrtes Speichereisen, welches aber nicht bioverfügbar ist, vorhanden. Daher kommt es zu einer inadäquaten Belieferung des Knochenmarkes mit Eisen.[4, 133] Absoluter und funktioneller Eisenmangel können auch kombiniert auftreten.[133]

3.1. Ursachen des Eisenmangels

Es gibt eine Vielzahl an physiologischen und pathologischen Faktoren, die zu einem Eisenmangel führen können. Die Ätiologie differiert zwischen den verschiedenen Patienten und Altersgruppen (Kinder, Frauen, ältere Personen) und geographischen Gegebenheiten (Entwicklungsländer, Industriestaaten).[134] In den Entwicklungsländern ist die Eisenmangelanämie meist das Resultat einer ernährungsbedingt reduzierten Aufnahme von bioverfügbarem Eisen. Oft ist der Zustand des Eisenmangels von Infektionen begleitet, welche Blutungen ver-ursachen können.[132] In den westlichen Industriestaaten kommen schwere Formen des Eisenmangels nicht so häufig vor wie in den Entwicklungsländern.[2]

Ein absoluter Eisenmangel mit und ohne Anämie kann z. B. bei gesteigertem Eisenbedarf im Rahmen des Körperwachstums bei Kindern, während der Gravidität (insbesondere im zweiten und dritten Trimester), während der Stillperiode, bei Sportlern, oder bei einer Behandlung mit Erythropoese-stimulierenden Substanzen, auftreten.[4, 130] Weitere Ursachen können eine mangelhafte Eisenzufuhr bei Vegetariern und Veganern oder eine verminderte intestinale Eisenaufnahme nach Magenoperationen, im Rahmen einer Helicobacter pylori Infektion, chronisch entzündlichen Darmerkrankungen und Zöliakie sein.[130] Die häufigste Ursache eines absoluten Eisenmangels (ca. 80% der Fälle) sind Eisenverluste durch starke Menstruationsblutungen bei Frauen, Blutungen aus dem Verdauungstrakt (erosive Gastritis, Ulzera, chronisch entzündliche Darmerkrankungen, Karzinome, Ösophagusvarizenblutungen, Hämorrhoiden), durch chirurgische oder traumatische Blutungen, durch Blutspende oder exzessive Blutabnahmen am Patienten.[4, 135] Funktioneller Eisenmangel tritt u. a. im Rahmen von akuten oder chronischen Entzündungsreaktionen, Tumorerkrankungen, rheumatoider Arthritis, chronisch entzündlichen Darmerkrankungen, Herzinsuffizienz, Niereninsuffizienz, oder der autosomal-rezessiv vererbten IRIDA auf.[4, 133, 136]

Grundsätzlich muss zwischen erworbenen und genetischen Ursachen des Eisenmangels unterschieden werden.[132] Die sehr seltenen genetischen Formen des Eisenmangels werden im nachfolgenden Kapitel „Genetische Ursachen des Eisenmangels" behandelt.

3.2. Klinisches Bild des Eisenmangels

Eisenmangel kann durch eine Vielzahl von verschiedenen Symptomen in Erscheinung treten. Die Ausprägung der klinischen Symptome ist abhängig von der Geschwindigkeit ihrer Entstehung, der Schwere der Anämie, Alter und Komorbiditäten. In manchen Fällen verläuft ein Eisenmangel asymptomatisch und wird nur durch eine Hb-Bestimmung im Labor diagnostiziert.[133] Definitionsgemäß liegt eine Anämie bei einem Hb-Wert < 13 g/dL bei Männern und < 12 g/dL bei Frauen vor.[4]

Eisenmangel beeinträchtigt insbesondere Zellen (z. B. Haut- und Schleimhautepithelzellen) mit raschem Umsatz. Demnach treten Haut- und Schleimhautsymptome wie z. B. diffuser Haarausfall, brüchige Nägel, Rillenbildung der Nägel, Hohlnägel (Koilonychie), trockene und raue Haut, Schleimhautatrophie der Zunge oder Mundwinkelrhagaden, auf.[4, 133, 134] Daneben können eventuell unspezifische neurologische Symptome, wie z. B. Kopfschmerzen, Schwindel, Synkopen, Konzentrationsstörungen, „Restless legs", oder abnorme Essgelüste auf Kalk und Erde, auftreten.[4, 134] Je nach Schwerezustand können zusätzlich die Symptome einer Anämie den körperlichen Zustand schwächen.[133] Erste Anzeichen einer Anämie können Hautblässe, Belastungsdyspnoe, Tachykardie und körperliche Leistungsschwäche sein.[4, 134]

3.3. Stadien des Eisenmangels

Aus klinischer Sicht ist es sinnvoll, den Eisenmangel nach dessen Ausprägung in unterschiedliche Stadien einzuteilen. Abhängig vom Schweregrad werden drei Stadien unterschieden: (1) Latenter Eisenmangel (Speichereisenmangel), (2) manifester Eisenmangel (eisendefizitäre Erythropoese) und (3) Eisenmangelanämie.[4, 137] Im Stadium des Speichereisenmangels werden die Eisenspeicher durch die negative Eisenbalance reduziert. Labordiagnostisch ist dieses Stadium durch verminderte Serumferritinwerte gekennzeichnet. Da noch genügend Funktionseisen für die Erythropoese im Knochenmark zur Verfügung steht, kommt es zu keiner Anämie.[2, 4] Im zweiten Stadium, dem manifesten Eisenmangel, ist eine adäquate Versorgung der erythropoetischen Vorläuferzellen mit Eisen nicht mehr gegeben. Dabei kommt es zusätzlich zu einem Anstieg des sTfR und zu einem Abfall des Retikulozytenhämoglobins (RetHb).[2] Im Stadium der Eisenmangelanämie, wenn die Eisenspeicher leer und das Funktionseisen deutlich vermindert ist, kann eine ausreichende Eisenversorgung der Erythropoese für eine normale Hb-Synthese nicht mehr gewährleistet werden. Daraus resultiert eine Anämie.[2, 4] Labordiagnostisch ist dieses Stadium durch erniedrigte Hb-Werte (Männer: Hb < 13 g/dL, Frauen: Hb < 12 g/dL), RetHb < 28 pg, Ferritin $\leq$ 30 µg/L, Transferrinsättigung < 20%, und einem erhöhten sTfR gekennzeichnet.[2]

3.4. Diagnostik des Eisenmangels

Klinische Anzeichen und Symptome des Eisenmangels sind oft unspezifisch und werden häufig nicht beachtet. Umso wichtiger erscheint eine korrekte labormedizinische Diagnostik.[132] Niedrige Serumferritinwerte sind das Kennzeichen eines absoluten Eisenmangels. Ein Ferritinwert ≤ 30 µg/L gilt als akzeptierter Schwellenwert für den Eisenmangel.[132, 134, 138] Die Aussage dieses Parameters ist jedoch auf Grund seiner Eigenschaft als Akute-Phase Protein eingeschränkt. Akute und chronische Entzündungen oder maligne Tumoren können zu einem Anstieg von Ferritin führen und auf diese Weise einen bestehenden Eisenmangel maskieren. In diesem Falle sollte ein Cut-off Wert für die Definition eines Eisenmangels von ≤ 100 µg/L Ferritin herangezogen werden.[134, 138]

Der sTfR ist ein von der Inflammation unabhängiger Indikator für den Mangel an Funktionseisen (eisendefiziente Erythropoese).[2] Der sTfR/log Ferritin Index gibt Aufschluss über die Eisenversorgung der Erythropoese.[2, 132] Besonders hilfreich ist dieser Index zur Differentialdiagnose eines Eisenmangels bei gleichzeitigem Vorliegen einer Anämie bei chronischen Erkrankungen.[137] Ein erhöhter Index spricht für das Vorliegen eines Eisenmangels. Bei einem erniedrigten sTfR/log Ferritin Index ist die Ursache der Anämie vorwiegend auf die chronische Grunderkrankung rückführbar.[133, 137] Das RetHb ist ebenfalls ein von der Inflammation unabhängiger Laborparameter. Dieser Parameter ist ein früher Indikator für den Eisenbedarf der Erythropoese.[132] Ein RetHb < 28 pg bedeutet, dass seit ca. 3-5 Tagen ein Eisenbedarf besteht und die Erythrozyten einen verminderten Hb-Gehalt aufweisen.[2, 133] Die diagnostische Kombination aus dem RetHb mit dem sTfR/log Ferritin Index (= Eisenplot nach Lothar Thomas) erlaubt eine adäquate Einteilung der Eisendefizienz nach den Stadien der Eisenversorgung der Erythropoese und erlaubt eine differentialdiagnostische Unterscheidung zwischen Eisenmangelanämie und Anämie bei chronischen Erkrankungen.[2]

4. Genetische Erkrankungen der Eisenhomöostase

4.1. Genetische Ursachen des Eisenmangels

Eisenmangel muss nicht immer auf mangelhafte Eisenzufuhr oder einen gesteigerten Eisenbedarf während des Wachstums, Gravidität, Stillperiode oder bei Sportlern zurückgehen, sondern kann auch genetische Ursachen haben.

Die Iron-refractory iron deficiency anemia (IRIDA) ist eine seltene genetische Form des Eisenmangels. Die weltweite Prävalenz dieses Krankheitsbildes wird mit < 1 pro 100.000 Menschen angegeben.[139] Aufgrund dieser niedrigen Prävalenzrate ist die medizinische Literatur zu dieser genetischen Erkrankung limitiert. Schätzungen zur Folge ist IRIDA unterdiagnostiziert und sollte immer in Betracht gezogen werden, wenn sämtliche andere mögliche Ursachen eines Eisenmangels ausgeschlossen werden können.[140] In Familien, in denen diese bestimmte Form des genetischen Eisenmangels auftritt, leiden bereits die Kinder an der Unterversorgung mit diesem Spurenelement und selbst Eisenpräparate können diesen Mangel nicht lindern.

Diese eisenrefraktäre Form einer Eisenmangelanämie ist eine autosomal-rezessiv vererbte Krankheit, welche durch Mutationen am *TMPRSS6*-Gen verursacht wird. Dieses Gen befindet sich am langen Arm von Chromosom 22 (22q12-q13) und kodiert für die Matriptase-2, einem negativen Regulator von Hepcidin.[140, 141] Die funktionstüchtige Matriptase-2 spaltet das von der Leber gebildete und auf der Hepatozytenoberfläche lokalisierte Hemojuvelin, einen Korezeptor für BMPs. Durch diese enzymatische Spaltung bindet das BMP6-Protein am BMP-Rezeptor und initiiert damit die intrazelluläre Phosphorylierung von SMAD-Proteinen, welche im Zellkern eine Herabregulierung des *HAMP*-Gens bewirken. Mutationen des *TMPRSS6*-Gens führen zu einer verminderten oder gänzlich fehlenden Proteaseaktivität der Matriptase-2 („Loss-of-function" Mutationen) mit daraus resultierender Eisenmangelanämie. Patientinnen und Patienten mit IRIDA-Phänotypen sind entweder homozygot oder compound-heterozygot für *TMPRSS6*-Mutationen.[142] Jeglicher Funktionsverlust der Matriptase-2 führt zu erhöhten Hepcidinkonzentrationen im Blut mit nachfolgender Hemmung der intestinalen Eisenresorption. Das ist auch der Grund, warum Patientinnen und Patienten mit IRIDA auf eine orale Supplementierung mit Eisenpräparaten nicht ansprechen.[141]

Unbehandelte Patientinnen und Patienten mit IRIDA zeichnen sich durch folgende labordiagnostische und klinische Merkmale aus: (1) Mikozytäre, hypochrome Anämie (Hb: 6-9 g/dL), (2) sehr niedriges mittleres korpuskuläres Volumen der Erythrozyten (mean corpuscular volume [MCV]: 45-65 fL), (3) niedrig-normale oder normale Serumferritinwerte, (4) sehr niedrige Eisenwerte und Transferrinsättigung ($< 5\%$), (4) unverhältnismäßig hohe Blutkonzentrationen von Hepcidin verglichen zum Grad der Anämie, (5) Eisenrefraktärität nach oraler Eisensubstitution, (6) Präsenz von homozygten oder compound-heterozygoten Mutationen im *TMPRSS6*-Gen.[143, 144]

Diese Auflistung der klinischen und labordiagnostischen Merkmale von Patientinnen und Patienten mit IRIDA zeigt, dass es zahlreiche Überlappungen mit erworbenen Eisenmangelanämien gibt. Daher ist es auch leicht verständlich, dass diese Erkrankung unterdiagnostiziert wird. Gleichzeitig fehlen im klinischen Alltag sehr häufig auch die Möglichkeit einer *TMPRSS6*-Gentestung und der klinische Verdachtsmoment einer genetischen Ursache eines Eisenmangels.[143] Dennoch gibt es subtile klinische Anzeichen, welche auf eine IRIDA hinweisen können: (1) Auftreten der Anämie bereits in der frühen Kindheit, (2)

Vorliegen einer Anämie bei Geschwistern, (3) extreme Mikrozytose und Hypochromie im Vergleich zum Grad der Anämie, (4) Fehlen oder nur minimales Auftreten von klassischen Merkmalen des Eisenmangels, wie z. B. Haut-, Haar-, und Nagelveränderungen.[143, 144]

Bei den meisten Patientinnen und Patienten mit IRIDA ist eine orale Eisengabe ineffektiv. Daher ist eine intravenöse Eisenverabreichung indiziert. Das therapeutische Ansprechen auf parenterales Eisen kann variabel sein, führt aber in zahlreichen Fällen zu einer progressiven Verbesserung der Hb-Konzentration im Blut. Die Korrektur der Anämie tritt im Rahmen der Therapie aber im Vergleich zu erworbenen Eisenmangelzuständen langsamer ein. Normale Hb-Werte werden unter Therapie nur selten erreicht und die Mikrozytose und die niedrige Transferrinsättigung persistieren. Im Gegensatz dazu steigen die Ferritinwerte unter parenteraler Eisengabe an.[140] In seltenen Fällen ist die intravenöse Eisengabe ineffektiv, wird schlecht toleriert, oder ist durch einen schlechten venösen Zugang erschwert durchführbar.[132, 140] Ein weiterer wichtiger Aspekt in der Diagnose und Therapie eines IRIDA Falles besteht im Screening von weiteren Geschwistern auf dieses Krankheitsbild.[143]

4.2. Hereditäre Atransferrinämie

Die hereditäre Atransferrinämie ist eine sehr seltene autosomal-rezessiv vererbte Erkrankung, welche durch eine schwere quantitative oder funktionelle Defizienz von Transferrin gekennzeichnet ist. Als Konsequenz können die erythropoetischen Zellen im Knochenmark nur sehr reduziert mit Eisen beliefert werden. Dies führt zu einer eingeschränkten Hb-Synthese bei gleichzeitiger Steigerung der intestinalen Eisenabsorption und Eiseneinlagerung in den parenchymatösen Organen.[142] Aufgrund der Rarität dieser Erkrankung sind nur Einzelfälle in der medizinischen Literatur beschrieben.[145, 146]

Es kommt zu Mutationen am *Tf*-Gen, welches am langen Arm von Chromosom 3 (3q21) lokalisiert ist und insgesamt 17 Exons umfasst.[145] *Tf*-Mutationen werden entweder homozygot oder compound-heterozygot vererbt. Genetischer Polymorphismus ist weit verbreitet.[142] Derzeit sind mehr als zehn Punktmutationen im *Tf*-Gen beschrieben.[145]

Klinisch fällt dieses Krankheitsbild durch eine schwere hypochrome, mikrozytäre Anämie auf.[145] Das Manifestationsalter der Anämie ist meist im Kleinkindalter oder während der frühen Kindheit.[146] Das klinische Erscheinungsbild dieser hereditären Erkrankung zeichnet sich durch Hautblässe, Müdigkeit, Tachykardie, retardiertes Wachstum und rezidivierende Infekte aus.[145, 146] Labordiagnostisch auffällig können niedrige Transferrin- und hohe Ferritinkonzentrationen im Blut sein. Das Knochenmark zeigt eine Hyperzellularität der erythropoetischen Vorläuferstufen bei gleichzeitig erniedrigtem Speichereisengehalt. Die Diagnose wird durch eine molekulargenetische Testung auf mögliche Mutationen im *Tf*-Gen bestätigt.[146] Durch die erhöhte intestinale Eisenabsorption und die Präsenz von NTBI im Blut kommt es zu einer massiven Eisenüberladung von Leber, Pankreas und Herz.[147] Die Eisenüberladung kann zu Leberfibrose und -zirrhose, Herzinsuffizienz oder Diabetes mellitus führen.[146] Infusionen mit Fresh frozen plasma (FFP) oder Apotransferrin können den Eisenexzess verbessern. Ein regelmäßiges Follow-Up dieser Patientengruppe ist lebenslang notwendig.[146, 147]

4.3. Hereditäre Aceruloplasminämie

Die hereditäre Aceruloplasminämie ist eine äußerst seltene autosomal-rezessive Erkrankung, welche durch Mutationen im *Cp*-Gen verursacht wird.[142, 148] Dieses Gen befindet sich am langen Arm von Chromosom 3 (3q23-24), umfasst 20 Exons, und kodiert für das aus insgesamt 1046 Aminosäuren bestehende Metall-Regulatorprotein Ceruloplasmin.[142, 149] Die meisten Familien mit dieser hereditären Erkrankung der humanen Eisenhomöostase wurden in Japan untersucht. Die Frequenz für homozygote *Cp*-Mutationen wird dort mit 1 pro 2.000.000 Menschen angegeben. Fälle von Aceruloplasminämie wurden auch aus China, Italien, Frankreich, Belgien, Irland und den USA berichtet.[142]

Ceruloplasmin ist das wichtigste Transportprotein für Kupfer im Blut und gleichzeitig ein essentielles Regulatorprotein für den Eisenstoffwechsel. Dieses Enzym besitzt Ferroxidaseaktivität und ermöglicht durch die Umwandlung von Fe^{2+} zu Fe^{3+} die Beladung der Transferrinmoleküle mit Fe^{3+} Ionen.[150] Gleichzeitig stimuliert Ceruloplasmin die Eisenfreisetzung aus Leberzellen. Das Fehlen dieses Regulatorproteins im Rahmen der hereditären Aceruloplasminämie führt zu einer intrazellulären Eisenretention mit progressiver Eisenüberladung. Gleichzeitig kommt es im Knochenmark zu einer eisenrestriktiven Erythropoese mit konsekutiver Eisenmangelanämie.[151]

Das Krankheitsbild zeichnet sich durch eine genetische und phänotypische Heterogenität aus.[149] Zahlreiche verschiedene *CP*-Mutationen können zu ähnlichen phänotypischen Ausprägungen führen. Umgekehrt können Zwillinge mit demselben Genotyp unterschiedliche Phänotypen aufweisen.[142] Dies erfordert eine erhöhte Observanz hinsichtlich suspekter klinischer Anzeichen. Erste labordiagnostische Hinweise können eine stark erniedrigte Serumeisenkonzentration und Transferrinsättigung, eine Mikrozytose mit oder ohne Anämie und eine deutliche Hyperferritinämie sein.[147, 150] Durch den zusätzlichen Nachweis von stark erniedrigten Ceruloplasminkonzentrationen im Blut und einer genetischen Testung der betroffenen Patientinnen und Patienten und deren Familien kann die Diagnose bestätigt werden.[147]

Das sehr unterschiedlich ausgeprägte Krankheitsbild kann sich von einem milden Verlauf mit Anzeichen einer systemischen Eiseneinlagerung bis hin zur Eisenakkumulation im Gehirn erstrecken.[150] Die viszerale Eiseneinlagerung betrifft vorwiegend die Leber und das Gehirn. Dies erklärt auch die neurologischen Symptome, welche meist in der fünften Lebensdekade auftreten. Diese umfassen ein variierendes und weites Spektrum, wie z. B. zerebelläre Ataxie, Parkinsonismus, Gemüts- und Verhaltensstörungen und kognitive Beeinträchtigung.[147, 151] Retinale Manifestationserscheinungen und Diabetes mellitus werden ebenfalls berichtet.[151] Die derzeitige Therapie zielt auf die Gabe von Eisenchelatoren und FFP ab.[147, 151]

4.4. DMT1 Eisenüberladung

Der divalente Metallionentransporter (DTM1) nimmt eine Schlüsselposition in der intestinalen Eisenabsorption ein. Das im Duodenum lokalisierte Transportprotein ist vor allem für die Aufnahme von durch die Cytochrom b-Reduktase reduziertem Fe^{2+} vom Darmlumen in die Enterozyten verantwortlich. Gleichzeitig ist dieses transmembranöse Regulatorprotein auch für den Eisenexport aus den zytoplasmatischen Endosomen zuständig.[147, 152, 153]

Das *DMT1*-Gen (*SLC11A2*) ist am langen Arm von Chromosom 12 (12q13) lokalisiert.[142] Mutationen dieses Gens kommen sehr selten vor und sind in der medizinischen Literatur meist nur als Fallbeschreibungen verfügbar.[142, 152] Das klinische Bild weist eine schwere hypochrome, mikrozytäre Anämie bei gleichzeitiger viszeraler Eisenüberladung auf.[142, 147] Die Variabilität der Funktion des mutierten DMT1-Proteins zeichnet sich in der phänotypischen Heterogenität dieses Anämie/Eisenüberladungs-Syndroms aus.[142]

4.5. Hereditäre sideroblastische Anämien

Die hereditären sideroblastischen Anämien (SAs) stellen eine heterogene Gruppe von Anämien, welche durch Eisenablagerung in den Mitochondrien der erythrozytären Vorstufen gekennzeichnet sind, dar.[154, 155] Die Prävalenz von SAs ist nicht exakt definiert. Es handelt sich aber um sehr seltene Erkrankungen.[154] Durch einen gestörten Eisenstoffwechsel in den Mitochondrien sind im Knochenmark sogenannte Ringsideroblasten nachweisbar.[156] Differentialdiagnostisch können Ringsideroblasten auch in erworbenen hämatologischen Systemerkrankungen, wie z. B. dem myelodysplastischen Syndrom, auftreten.[155]

Das Eisen wird in den Mitochondrien meist als Ferritin abgelagert.[147] Die Dysfunktion des mitochondrialen Eisenstoffwechsels wird insbesondere durch Mutationen in der Häm-Synthese, in der Biogenese der Eisen-Schwefel-Cluster und in der generellen mitochondrialen Proteinsynthese verursacht.[147, 155] Das klinische Erscheinungsbild der kongenitalen SAs variiert stark.[155] Das Schwerebild der Anämie variiert und kann mikro-, normo-, oder makrozytär in Erscheinung treten.[147, 155] In manchen Fällen verursachen SAs Eisenablagerungen in parenchymatösen Organen, ähnlich dem Bild einer Hämochromatose. Durch die ineffektive Erythropoese im Knochenmark kommt es zu einer Suppression der Hepcidinsynthese in der Leber. Dadurch wird die intestinale Eisenresorption im Duodenum gesteigert. Die Eisenüberladung kann bei manchen Patientinnen und Patienten durch die Verabreichung von Erythrozytenkonzentraten noch weiter verstärkt werden. Die frühzeitige Erkennung und Behandlung der Eisenakkumulation kann irreversiblen Organschäden vorbeugen.[156]

4.5.1. ALAS2 sideroblastische Anämie

Die X-linked siderobastic anemias (XLSAs) sind durch einen gestörten mitochondrialen Eisenmetabolismus mit Ringsideroblasten und eine gesteigerte Erythropoese im Knochenmark gekennzeichnet und gehören zu den häufigsten SA-Formen.[142] Das *ALAS2*-Gen kodiert für die 5-Aminolävulinsäuresynthase (ALAS), welche ausschließlich in den Mitochondrien der erythrozytären Zellen vorkommt. Es ist das erste Enzym in der Häm-Synthese und nimmt daher eine wichtige Rolle in diesem Prozess ein.[147]

Mutationen im *ALAS2*-Gen führen zu einer defekten Häm-Synthese in der roten Zelllinie.[147] Die meisten Mutationen sind Missense-Mutationen und resultieren in einem einzigen Aminosäurenaustausch in der ALAS. *ALAS2*-Mutationen wurden bei Kaukasiern, Japanern, Chinesen und Afroamerikanern beschrieben. Obwohl manche Forschungslaboratorien eine genetische *ALAS2*-Mutationsanalyse anbieten, hat diese Untersuchungsmethode in Routinelabors noch nicht Einzug gefunden.[142, 156]

Das klinische Bild einer *ALAS2*-SAs kann sehr stark variieren.[147] Die meisten Patientinnen und Patienten weisen Zeichen einer Anämie auf. Einige haben bereits im Kleinkindalter oder in der frühen Kindheit eine schwere Anämie. Bei einem weiteren Teil der Erkrankten zeigen sich milde Anämiesymptome erst im Erwachsenenalter.[156] In den meisten Fällen entwickelt sich eine Eisenüberladung im Körper, welche zum Zeitpunkt der Diagnose einer Anämie oft schon klinisch manifest ist.[147, 156] Der Schweregrad der Eisenakkumulation korreliert eng mit dem Patientenalter und dem Hyperplasiegrad der erythrozytären Vorstufen im Knochenmark aber nicht mit dem Schweregrad der Anämie. Leberzirrhose kann z. B. in der vierten oder fünften Lebensdekade von unbehandelten Patientinnen und Patienten oder bei Erkrankten mit milder Anämie auftreten.[156]

Labordiagnostisch ist der Eisenüberschuss durch eine erhöhte Transferrinsättigung und erhöhte Serumferritinwerte charakterisiert.[156] Die Knochenmarkspunktion weist Ringsideroblasten auf. Dabei sind die Eisenablagerungen in den Mitochondrien der Erythroblasten insbesondere perinukleär angeordnet. Die erhöhte EPO-Produktion promotet die erythrozytäre Hyperplasie. [147, 156] Im zweiten Schritt kann die Diagnose durch eine Identifikation einer *ALAS2*-Mutation bestätigt werden.[147]

4.5.2. ABCB7 sideroblastische Anämie

Die X-linked sideroblastic anemia with ataxia (XLSA/A) ist durch eine hypochrome, mikrozytäre Anämie, eine nicht progressive zerebelläre Ataxie, welche sich im Kleinkindalter oder in der frühen Kindheit manifestiert, und durch das Fehlen einer systemischen Eisenüberladung, gekennzeichnet.[142] Diese Erkrankung wird durch Mutationen im *ABCB7*-Gen auf Chromosom X verursacht.[154] *ABCB7* kodiert für das ATP-bindende Kassetten-Unterfamilien-B-Mitglied-7 Protein. Dieses Protein gehört zur großen Gruppe der ABC-Transporter, welche als Membranproteine das gemeinsame Strukturelement einer ATP-bindenden Kassette besitzen und spezifisch Substrate aktiv über Zell- und Organellenmembranen transportieren.[142, 154]

Das ABCB7-Protein funktioniert als mitochondrialer Eisen-Schwefel-Cluster Transporter.[142, 147, 156] *ABCB7* wirkt positiv regulierend auf die Expression des intramitochondrialen Eisen-Schwefel-beinhaltenden Proteins Ferrochelatase und beeinflusst daher die Häm-Synthese in den erythrozytären Vorstufen des Knochenmarkes maßgeblich.[147, 156]

Charakteristische neurologische Phänotypen inkludieren eine nicht progressive zerebelläre Ataxie, reduzierte tiefe Sehnenreflexe und fehlende Koordination. Beschriebene Einzelfälle zeigen starke Beeinträchtigungen in der Grobmotorik, Störungen der kognitiven Entwicklung, Unfähigkeit alleine zu sitzen (bis zu einem Lebensalter von vier Jahren), Schwierigkeiten beim Gehen und zerebelläre Symptome, wie z. B. Nystagmus, Dysarthrie und Dysdiadochokinesie.[156] Der exakte durch die *ABCB7*-Mutationen verursachte pathophysiologische Mechanismus der beeinträchtigten neurologischen Entwicklung bzw. neurologischen Schädigung ist nicht bekannt.[142] Die hypochrome, mikrozytäre Anämie ist bereits bei der Geburt präsent und stellt eines der Vorboten dieser Erkrankung dar.[147, 156] Typische Zeichen oder Komplikationen einer Eisenüberladung fehlen bei dieser Form der SA.[156]

4.5.3. GLRX5 sideroblastische Anämie

Das *GLRX5*-Gen befindet sich am langen Arm von Chromosom 5 (5q14) und kodiert das Glutaredoxin-5 Protein.[142, 154] Dieses mitochondriale Protein wird stark in den erythrozytären Vorläuferzellen des Knochenmarkes exprimiert und ist in die Biogenese von Eisen-Schwefel-Clustern involviert.[154]

Ein autosomal-rezessiver Erbgang von *GLRX5*-Mutationen wurde beschrieben.[142, 156] Fälle mit schwerer hypochromer, mikrozytärer Anämie, erythrozytärer Hyperplasie und geringgradigem Auftreten von Ringsideroblasten im Knochenmark, sowie ausgeprägter systemischer Eisenüberladung finden in der medizinischen Literatur Erwähnung.[147, 156] Labordiagnostisch können eine erhöhte Transferrinsättigung und erhöhte Serumferritinwerte auffallen.[156]

4.5.4. SLC25A38 sideroblastische Anämie

Das *SLC25A38*-Gen kodiert ein erythrozytenspezifisches mitochondriales Glycin Transportprotein.[147, 154] Dieses Protein transportiert die Aminosäure Glycin, welche ein essentieller Baustein für die Häm-Synthese ist, in die Mitochondrien. Mutationen im *SLC25A38*-Gen werden autosomal-rezessiv vererbt und führen zu einer gestörten mitochondrialen Häm-Synthese.[147] Dieser Subtyp macht ca. 10% aller kongenitalen SAs aus.[154] Patientinnen und Patienten mit dieser Erkrankung fallen schon in sehr jungem Alter durch eine schwere transfusionsbedürftige, mikrozytäre Anämie auf und entwickeln meist eine systemische Eisenüberladung.[147, 154]

4.6. Hereditäre Hämochromatosen

Die hereditäre Hämochromatose ist eine angeborene Störung des Eisenmetabolismus mit progressiver Eisenspeicherung in den parenchymatösen Organen. Trotz der genetischen Heterogenität dieser Erkrankung ist die C282Y-Mutation (= Cys282Tyr Substitution) die häufigste Mutation in der Bevölkerung.[157, 158] Diese Mutation kommt in ca. 1 von 10 Personen mit nordeuropäischer Herkunft vor. Folglich ist ca. 1 von 200 Personen homozygoter Träger dieser Mutation.[157]

Die Störungen der hereditären Hämochromatose betreffen insbesondere die Hepcidin-Ferroportin Achse.[157, 159, 160] Jegliche genetische Störung der Hepcidin-Ferroportin Achse führt zu einem nicht regulierten Eiseneinstrom in die Blutzirkulation mit konsekutiver Eisenüberladung und potentiell toxischer Schädigung der Organe.[2, 157] Beim Menschen ist der Hepcidinmangel mit der *HFE*-, Hemojuvelin (*HJV*)-, Hepcidin (*HAMP*)-, und mit der TfR2 (*TfR2*)-assoziierten hereditären Hämochromatose verknüpft.[2, 157]

Labordiagnostisch fallen hereditäre Hämochromatosen durch eine erhöhte Transferrinsättigung (Frauen > 45%, Männer > 50%) und erhöhte Serumferritinwerte (Frauen > 200 µg/L, Männer > 300 µg/L) auf.[2, 37] Die erhöhte Serumeisenkonzentration und die erhöhte Transferrinsättigung führen zum Auftreten von NTBI, welches in hepatische, pankreatische, endokrine und kardiale Zellen aufgenommen wird und dort den Eisenexzess verursacht. Es werden reactive oxygen species (ROS), sogenannte Sauerstoffradikale, welche zur Lipidoxidation mit Zellorganellen- und DNA-Schädigung führen, gebildet.[157, 161, 162] Zellen, wie z. B. Makrophagen, die diesem oxidativen Stress mit antioxidativer Abwehr gegenüberstehen, sind gegenüber diesen toxischen Effekten von Eisen resistenter als die empfindlichen Parenchymzellen der diversen Organe.[157, 161]

Die hereditäre Hämochromatose kann sich phänotypisch mit sehr unterschiedlichen Symptomen manifestieren. Der Phänotyp hängt hauptsächlich vom Ausmaß der Eisenüberladung im Blut und in den Geweben ab.[162] Schneller und massiver Eiseneinstrom in die Blutzirkulation verursacht ein schweres und frühes Auftreten des Krankheitsbildes, wie z. B. die Hemojuvelin (*HJV*)-assoziierte juvenile Form der hereditären Hämochromatose oder die Hepcidin (*HAMP*)-assoziierte Form.[2, 162] Langsame und progressive Eisenüberladung führen zu einem milderen Phänotyp mit späterem Manifestationsalter. Dies ist z. B. bei der klassischen *HFE*-assoziierten Form der Fall.[37, 162] Die *TfR2*-assoziierte Hämochromatoseform weist klinisch einen intermediären Phänotyp zwischen der klassischen *HFE*-assoziierten und der juvenilen Form auf.[162]

Die Patientinnen und Patienten mit hereditärer Hämochromatose kommen in den verschiedensten Stadien der Erkrankung zur ersten klinischen Anamnese. Die Leber und das Synovialgewebe der Gelenke sind oft schon zu einem frühen Zeitpunkt involviert.[163] Mit dem Fortschreiten der Erkrankung, können in weiterer Folge Pankreas, Haut, Hypophyse oder Herz betroffen sein. Die klinischen Manifestationen können sich in Leberzirrhose, endokriner und exokriner Pankreasinsuffizienz, Arthropathie, Hyperpigmentierung der Haut, Hypogonadismus, Hypothyreoidismus und Herzinsuffizienz äußern.[163, 164] Erhöhte Glutamat-Pyruvat-Transaminase (GPT) Werte können oft in einem frühen Stadium der Erkrankung auffallen und auf eine hepatische Dysfunktion hinweisen. Die Hämochromatose geht auch mit einem erhöhten Risiko für ein hepatozelluläres Karzinom einher.[163, 164] Die Arthropathie bzw. Gelenksschmerzen treten bei Hämochromatosepatienten typischerweise an den Fingergrundgelenken auf und werden häufig übersehen bzw. als rheumatoide Arthritis fehldiagnostiziert.[164]

4.6.1. HFE Hämochromatose

Die hereditäre *HFE* Hämochromatose (Typ 1) wird autosomal-rezessiv vererbt und ist die häufigste kongenitale Form der Eisenüberladung. Bei dieser Form der Mutation kommt es am Nukleotid 845 des *HFE*-Gens zu einem Austausch von Guanin (G) durch Adenin (A). Dies führt zu einem Austausch der Aminosäure Cystein durch Tyrosin an der Position 282 (C282Y Mutation = Cys282Tyr) im HFE-Protein (Typ 1A).[165, 166, 167, 168] Ca. 80-90% der Bevölkerung in Nordeuropa mit diagnostizierter Hämochromatose sind homozygot für C282Y.[157, 168] Die Penetranz der C282Y Homozygotie beträgt ca. 25%.[37] Eine weitere Mutationsform ist die H63D Mutation, welche keine signifikante Eisenüberladung verursacht aber ein Kofaktor für die phänotypische Ausprägung, insbesondere in Kombination mit der C282Y Mutation, ist. Dieser compound-heterozygote C282Y/H63D Genotyp (Typ 1B) kann eine erhöhte Transferrinsättigung und erhöhte Serumferritinwerte aufweisen. Die Penetranz für die Ausprägung einer klinisch relevanten Eisenüberladung ist jedoch selten und wird für diesen Genotyp mit ca. 0,5-2% angegeben.[165] Homo- oder heterozygote Trägerinnen und Träger der H63D Mutation haben eine erhöhte Transferrinsättigung und erhöhte Serumferritinkonzentrationen, entwickeln aber keine klinisch relevante Eisenüberladung.[165, 168] Der *HFE* Hämochromatose Typ 1C weist die Mutation S65C auf. Diese Mutationsform kann zu erhöhten Serumeisen- und Serumferritinwerten führen. Sie ist nicht mit einer exzessiven Eisenspeicherung in den parenchymatösen Organen assoziiert und kann daher als genetischer Polymorphismus ohne klinische Signifikanz angesehen werden.[157, 165] Die meisten anderen Mutationen im *HFE*-Gen sind selten und kommen nur in bestimmten Familien vor. Sie werden in herkömmlichen Routinelabors meistens nicht detektiert.[142]

Die Prävalenz der C282Y Homozygotie unter Kaukasiern ist 1:200-300 verbunden mit einem deutlichen europäischen Nord-Süd-Gefälle (12,5% in Irland und 0% in südlicheren Regionen).[162] Die klinische Penetranz der C282Y Homozygotie ist niedrig. Nur ca. 25% der homozygoten Trägerinnen und Träger entwickeln eine klinisch manifeste Hämochromatose. Das typische Manifestationsalter der *HFE*-assoziierten Hämochromatose ist zwischen dem 30. und 50. Lebensjahr.[37, 169] Im heutigen klinischen Alltag erlaubt die genetische *HFE*-Testung die Detektion einer C282Y Homozygotie bereits im Frühstadium der Erkrankung bzw. bei asymptomatischen Personen. Daher ist das Bild einer Multiorganerkrankung heute eher selten zu beobachten. Die Erkrankung verläuft oft asymptomatisch bzw. mit unspezifischen Symptomen.[169] Meist werden hohe Serumeisenwerte, eine erhöhte Transferrinsättigung und erhöhte Serumferritinwerte bei asymptomatischen Individuen bestimmt. Nichtspezifische Symptome inkludieren Fatigue, Unwohlsein und Arthralgien. Die Hepatomegalie indiziert einen klinischen relevanten Eisenexzess und ist im Rahmen einer Leberbiopsie oft mit einer Leberfibrose assoziiert.[162] Bei Patientinnen und Patienten mit Hämochromatose ist die Leber das erste Organ der Eisenablagerung, andere Organe werden später involviert.[168] Das heute eher selten auftretende bekannte klassische Bild der hereditären Hämochromatose mit Leberzirrhose, Diabetes mellitus und dunkler Hautpigmentierung wird hauptsächlich bei Patientinnen und Patienten mit Serumferritinwerten > 1000 µg/L beobachtet.[157]

Der Aderlass ist das therapeutische Mittel der Wahl bei der hereditären Hämochromatose. Mit 500 mL Blut werden ca. 250 mg Eisen entfernt.[37] Patientinnen und Patienten die vor dem Auftreten einer Leberzirrhose oder Diabetes mellitus therapiert werden haben eine normale Lebenserwartung.[37, 170, 171] Auch bei bereits vorhandenen Spätkomplikationen kann die Prognose durch die Aderlasstherapie entsprechend verbessert werden.[170]

4.6.2. Hemojuvelin (HJV) Hämochromatose

Die Hemojuvelin (*HJV*)-assoziierte bzw. juvenile Form der hereditären Hämochromatose Typ 2A tritt sehr selten auf und macht sich durch einen frühen und schweren Krankheitsverlauf bemerkbar.[166, 172] Das typische Manifestationsalter dieser autosomal-rezessiven Erkrankung liegt zwischen dem 10. und 20. Lebensjahr.[37]

Hemojuvelin (Chromosom 1q21) ist ein an der Zelloberfläche GPI-verankertes Protein und wird insbesondere in der Leber, im Herz und in der Skelettmuskulatur exprimiert. Dieses GPI-Membranprotein ist ein Regulator der Hepcidinsynthese, welches durch die Interaktion mit BMPs die Produktion von Hepcidin über den SMAD-Signalweg stimuliert. *HJV*-Mutationen bei Patientinnen und Patienten mit Eisenüberladung kodieren eine funktionell ineffektive Form von Hemojuvelin ("Loss-of-function" Mutationen).[142] Die häufigste Mutationsform des *HJV*-Gens ist die G320V-Mutation.[142, 162, 169]

Patientinnen und Patienten mit *HJV*-assoziierter Hämochromatose sind signifikant jünger und weisen eher einen Hypogonadismus, eine Kardiomyopathie und eine gestörte Glukosetoleranz als Erkrankte mit einer *HFE*-Hämochromatose auf.[162, 173] Arthropathie und Leberzirrhose kommen bei der *HJV*-Hämochromatose ebenso vor wie bei der *HFE*-Hämochromatose.[173, 75] Insbesondere die Kardiomyopathie muss umgehend behandelt werden. Die unbehandelte Kardiomyopathie hat eine schlechte Prognose.[162, 173]

4.6.3. Hepcidin (HAMP) Hämochromatose

Eine weitere sehr seltene Form der juvenilen hereditären Hämochromatose ist die autosomal-rezessiv vererbte Hepcidin (*HAMP*)-assoziierte Hämochromatose Typ 2B. Das *HAMP*-Gen (Chromosom 19q13.12) kodiert für das aus 84 Aminosäuren bestehende Vorläuferpeptid des Hepcidins.[142] Mutationen im *HAMP*-Gen führen zu einem Hepcidindefizit.[165]

Patientinnen und Patienten mit homozygoten *HAMP*-Mutationen weisen einen ähnlichen klinischen Phänotyp auf wie Erkrankte mit *HJV*-Hämochromatose.[174] Die Erkrankung präsentiert sich meist vor dem 30. Lebensjahr und führt zur Kardiomyopathie mit Herzinsuffizienz, Hypogonadismus und Leberzirrhose.[37, 169, 174]

4.6.4. Transferrinrezeptor-2 (TfR2) Hämochromatose

Die TfR2 (*TfR2*)-assoziierte Hämochromatose (Typ 3) ist eine sehr seltene autosomal-rezessive Form der kongenitalen Eisenüberladung.[169, 175] Das Manifestationsalter liegt zwischen dem 20. und 50. Lebensjahr.[37, 169]

Das *TfR2*-Gen (Chromosom 7q22) kodiert für den Transmembranrezeptor TfR2.[167] *TfR2*-Mutationen führen zu einer Verminderung der Hepcidinsynthese in der Leber und dadurch zu einem Eisenexzess im Körper.[165, 171] Durch molekulargenetische Testung können Mutationsträger identifiziert werden. Heterozygote *TfR2*-Mutationsträger weisen meist keinen pathologischen Phänotyp auf.[176]

Das Krankheitsbild ist durch eine erhöhte Transferrinsättigung, Hyperferritinämie und Eisenablagerung in den parenchymatösen Organen, speziell der Leber, gekennzeichnet.[142, 176] Das Manifestationsalter und die Schwere der Erkrankung variieren mit der *TfR2*-assoziierten Hämochromatose. Einige Individuen zeigen ähnlich der juvenilen *HJV*- und *HAMP*-Form einen sehr frühen Krankheitsbeginn, welcher durch Fatigue, Libidoverlust, Amenorrhoe oder Kardiomyopathie in Erscheinung tritt.[176] Im Adoleszenten- und Erwachsenenalter werden Gewichtsverlust, Hepatomegalie, Leberzirrhose, Arthropathien, Diabetes mellitus und dunkle Hautpigmentierung beschrieben. Diese Manifestationen ähneln dem Bild einer *HFE*-Hämochromatose.[142, 169, 171, 176]

4.6.5. Ferroportin (FPN1) Hämochromatose

Das *FPN1*-Gen (2q32) kodiert für das für die humane Eisenhomöostase kritische Regulatorprotein Ferroportin.[167] Dieses Eisenexportprotein ist für den Eisenefflux des absorbierten Eisens aus den duodenalen Enterozyten und für den Export des Speichereisens aus den Makrophagen des RHS in die Blutzirkulation verantwortlich.[177, 178] Mutationen im *FPN1*-Gen sind Ursache einer seltenen klinisch und genetisch heterogenen Gruppe von autosomal-dominant vererbten Erkrankungen mit Eisenüberladung (Typ 4).[142, 179] Die meisten Mutationen kommen selten vor und bleiben auf einzelne Familien beschränkt.[142] Mit einer Häufigkeit von ca. 1 : 1 Million liegt das Manifestationsalter der Erkrankung zwischen dem 10. und 50. Lebensjahr.[37, 169]

Abhängig von der Mutationsform werden zwei unterschiedliche Phänotypen der *FPN1*-Hämochromatose unterschieden: (1) "Loss-of-function" Mutationen sind häufiger und führen zu einer reduzierten Eisenexportaktivität von Ferroportin mit konsekutiver Eisensequestrierung insbesondere in den Makrophagen des RHS in der Milz und Leber (Kupffer-Zellen). Diese Form der Mutation wird als Ferroportin-Erkrankung ("Ferroportin disease") bezeichnet und wurde früher als Hämochromatose Typ 4A klassifiziert.[142, 162, 180, 181, 182, 183] (2) "Gain-of-function" Mutationen resultieren in einer Hepcidinresistenz von Ferroportin. Dadurch wird die Hepcidinbindung mit anschließender lysosomaler Degradation von Ferroportin verhindert. Diese Form der Mutationen führen zu einer gesteigerten intestinalen Eisenabsorption in den duodenalen Enterozyten sowie zu einem erhöhten Eisenexport aus den Makrophagen des RHS und wurde früher als Hämochromatose Typ 4B klassifiziert.[162, 165, 180, 181, 184]

Die klinische Manifestation bei Personen mit "Loss-of-function" Mutationen ist durch eine frühzeitige Eisenakkumulation in den hepatischen Kupffer-Zellen und anderen Makrophagenpopulationen in Knochenmark und Milz charakterisiert. Die Erkrankten haben typischerweise eine normale oder erniedrigte Transferrinsättigung und erhöhte Serumferritinkonzentrationen.[142, 162, 165, 185] Manche Individuen mit "Loss-of-function" Mutationen präsentieren sich mit einer isolierten Hyperferritinämie. Einige Patientinnen und Patienten haben grenzwertig erniedrigte Hb-Werte oder eine milde Anämie. Insbesondere bei Frauen in der Menarche oder im Rahmen von intensiven Aderlässen kann eine geringgradige Anämie auftreten.[181, 185]

Personen mit "Gain-of-function" Mutationen sind mit einer hohen Transferrinsättigung, hohen Serumferritinwerten und einer Eisenablagerung in den Hepatozyten und anderen parenchymatösen Zellen assoziiert.[142, 182, 183, 185] Bei einigen "Gain-of-function" Mutationsträgern tritt bereits in einem sehr frühen Lebensalter die Eisenüberladung auf.[185] "Gain-of-function" Mutationsträger zeigen im Vergleich zu "Loss-of-function" Mutationsträgern eine höhere Prävalenz und einen höheren Grad der hepatischen Fibrose. Dies ist ein Indiz dafür, dass die parenchymatöse Eisenakkumulation toxischer ist als die Eisenüberladung der Makrophagen.[182]

Die klinischen Symptome der *FPN1*-assoziierten Hämochromatose sind nicht spezifisch.[183] Viele Patientinnen und Patienten berichten über uncharakteristische Symptome und weisen keine physischen Abnormalitäten einer Eisenüberladung auf. Chronisches Ermüdungssyndrom, Hepatomegalie oder Anzeichen einer chronischen Lebererkrankung bzw. Leberzirrhose treten speziell bei Erkrankten mit schwerer Eisenüberladung auf. Arthralgien, Kardiomyopathie und Hypogonadismus wurden ebenfalls bechrieben.[185] An die Erkrankung muss insbesondere bei Personen mit ungeklärter Hyperferritinämie und niedrig-normaler Transferrinsättigung oder bei vorherrschender Eisenablagerung in nicht-parenchymatösen Zellen im Rahmen einer Leberbiopsie gedacht werden. Die Hyperferritinämie tritt bereits in sehr frühem Lebensalter auf.[162, 181] Die Magnetresonanztomographie (MRT) ist ein geeignetes diagnostisches Verfahren, den Grad der Eisenakkumulation in Leber, Milz und Knochenmark (Wirbelsäule) zu evaluieren.[162, 181, 185]

5. Schlussbemerkungen

Das Spurenelement Eisen ist ein Paradoxon. Einerseits ist es für den Menschen ein lebensnotwendiger Bestandteil zahlreicher biochemischer Prozesse im Körper. Anderseits ist dieses Metall durch seine leichte Elektronenabgabe und -aufnahme sehr reaktiv und kann durch sein hohes toxisches Potential großen Schaden zufügen.

Der menschliche Organismus verfügt über keinerlei Möglichkeiten überschüssiges Eisen aus dem Körper über eine Steigerung der Eisenausscheidung zu kompensieren. Die humane Eisenhomöostase beruht auf einer akribischen Kontrolle der intestinalen Eisenresorption im Duodenum und oberen Jejunum, einer kontrollierten Speicherung in den Hepatozyten und Makrophagen des RHS, einem effizienten Eisen-Recycling-Mechanismus alternder Erythroyzten, und einer effektiven Eisenverwertung in der Erythropoese der roten Vorläuferzellen des Knochenmarkes.

Die Entdeckung zahlreicher Regulatorproteine und Regelmechanismen der humanen Eisenhomöostase haben das Wissen um das Zusammenspiel dieser hochkomplexen und störanfälligen Faktoren stark erweitert, wenn auch nach wie vor nicht restlos geklärt. Hepcidin als zentraler Regulator der Eisenaufnahme und Eisenverteilung wird hauptsächlich in der Leber produziert und steigt bei hoher Eisenkonzentration im Blut an. Dieses Hormon bindet an das Exportprotein Ferroportin von Enterozyten und Zellen des RHS und induziert dessen Internalisierung und lysosomalen Abbau. Dadurch kommt es über diese Hepcidin-Ferroportin Achse bei hohen Hepcidinkonzentrationen im Blut zu einer gesteigerten intestinalen Eisenaufnahme und -freisetzung aus intrazellulären Speichern. Umgekehrt führen sinkende Hepcidinspiegel bei knappem Körpereisen zu einer erhöhten Eisenaufnahme und -freisetzung.

Bei Gesunden halten sich die Eisenresorption und der Eisenverlust im Körper die Waage. Das komplexe physiologische Gefüge der humanen Eisenhomöostase mit den zahlreichen feinregulierten Mitspielern kann jedoch angeborene und erworbene Pathologien aufweisen. Durch die zahlreichen neuen Einblicke in die Physiologie der Eisenbalance ergeben sich auch neue wissenschaftliche Erkenntnisse in die Genetik pathophysiologischer Prozesse des humanen Eisenmetabolismus.

Eisenmangel kann, wenn auch selten, auf eine genetische Ursache zurückzuführen sein. Das seltene Bild der autosomal-rezessiv vererbten IRIDA muss nach Ausschluss sämtlicher anderer möglicher Ursachen eines Eisenmangels bei Therapierefraktärität in Betracht gezogen werden. Eisenüberschuss kann neben den schon seit längerem bekannten *HFE*-Mutationen auch auf seltenere genetische Ursachen, wie z. B. die *HJV*-, *HAMP*-, *TfR2*- oder die *FNP1*-assoziierte Hämochromatoseformen, zurückzuführen sein.

Die Komplexität der Physiologie der humanen Eisenbalance widerspiegelt sich in der Vielfalt der Pathologie genetischer Erkrankungen dieses feinabgestimmten Regelwerkes. Mit zunehmend neuen wissenschaftlichen Erkenntnissen über den Eisenstoffwechsel wächst das Verständnis über die Aktionen dieses essentiellen Spurenelementes im menschlichen Organismus. Der Wissenszuwachs in den nächsten Jahren wird mit Sicherheit weiteren Aufschluss über das komplexe Bild der humanen Eisenhomöostase geben und diese Thematik abrunden.

6. Literaturverzeichnis

[1] Beard JL. Iron biology in immune function, muscle metabolism and neuronal functioning. J Nutr 2001;131:568S-79S.

[2] Thomas L. Eisenstoffwechsel. In: Thomas L, editor. Labor & Diagnose 2020. Available from: https://www.labor-und-diagnose-2020.de/

[3] Thomas L. Spurenelemente. In: Thomas L, editor. Labor & Diagnose 2020. Available from: https://www.labor-und-diagnose-2020.de/

[4] Röth A, Höchsmann B. Hämatologie. In: Herold G, editor. Innere Medizin 2021. p. 28-152.

[5] McClung JP. Iron, zinc, and physical performance. Biol Trace Elem Res 2019;188:135-9.

[6] Srai SK, Sharp P. Proteins of iron homeostasis. In: Anderson GJ, McLaren GD, editors. Iron physiology and pathophysiology in humans. 1st Ed. New York (NY): Humana Press, c/o Springer Science+Business Media; 2012. p. 3-26.

[7] Prashanth L, Kattapagari KK, Chitturi RT, et al. A review on role of essential trace elements in health and disease. Journal of Dr. NTR University of Health Sciences 2015;4:75-85.

[8] Andreini C, Putignano V, Rosato A, et al. The human iron-proteome. Metallomics 2018;10:1223-31.

[9] Abbate V, Hider R. Iron in biology. Metallomics 2017;9:1467-9.

[10] Zhang C. Essential functions of iron-requiring proteins in DNA replication, repair and cell cycle control. Protein Cell 2014;5:750-60.

[11] Sánchez M, Sabio L, Gálvez N, et al. Iron chemistry at the service of life. IUBMB Life 2017;69:382-8.

[12] Abbaspour N, Hurrell R, Kelishadi R. Review on iron and its importance for human health. J Res Med Sci 2014;19:164-74.

[13] Mims MP, Prchal JT. Divalent metal transporter 1. Hematology 2005;10:339-45.

[14] Yanatori I, Kishi F. DMT1 and iron transport. Free Radic Biol Med 2019;133:55-63.

15 Kayaalti Z, Akyüzlü DK, Söylemezoğlu T. Evaluation of the effect of divalent metal transporter 1 gene polymorphism on blood iron, lead and cadmium levels. Environ Res 2015;137:8-13.

16 Skjørringe T, Burkhart A, Johnsen KB, et al. Divalent metal transporter 1 (DMT1) in the brain: implications for the role in iron transport at the blood-brain barrier, and neuronal and glial pathology. Front Mol Neurosci 2015;8:19.

17 Drakesmith H, Nemeth E, Ganz T. Ironing out ferroportin. Cell Metab 2015;22:777-87.

18 Yang Q, Liu W, Zhang S, Liu S. The cardinal roles of ferroportin and its partners in controlling cellular iron in and out. Life Sci 2020;258:118135.

19 Tortosa V, Bonaccorsi di Patti MC, Musci G, et al. The human iron exporter ferroportin. Insight into the transport mechanism by molecular modeling. Bio-algorithms and med-systems 2016;12:1-7.

20 Billesbølle CB, Azumaya CM, Kretsch RC, et al. Structure of hepcidin-bound ferroportin reveals iron homeostatic mechanisms. Nature 2020;586:807-11.

21 Moura IC, Hermine O, Lacombe C, et al. Erythropoiesis and transferrin receptors. Curr Opin Hematol 2015;22:193-8.

22 Trinder D, Baker E. Transferrin receptor 2: a new molecule in iron metabolism. Int J Biochem Cell Biol 2003;35:292-6.

23 Kleven MD, Jue S, Enns CA. Transferrin receptors TfR1 and TfR2 bind transferrin through differing mechanisms. Biochemistry 2018;57:1552-9.

24 Skikne BS. Serum transferrin receptor. Am J Hematol 2008;83:872-5.

25 Feelders RA, Kuiper-Kramer EP, van Eijk HG. Structure, function and clinical significance of transferrin receptors. Clin Chem Lab Med 1999;37:1-10.

26 Hellman NE, Gitlin JD. Ceruloplasmin metabolism and function. Annu Rev Nutr 2002;22:439-58.

27 Orzheshkovskyi VV, Trishchynska MA. Ceruloplasmin: its role in the physiological and pathological processes. Neurophysiology 2019;51:141-9.

28 Vasilyev VB. Looking for a partner: ceruloplasmin in protein-protein interactions. Biometals 2019;32:195-210.

29 Petrak J, Vyoral D. Hephaestin – a ferroxidase of cellular iron export. Int J Biochem Cell Biol 2005;37:1173-8.

30 Chen H, Attieh ZK, Su T, et al. Hephaestin is a ferroxidase that maintains partial activity in sex-linked anemia mice. Blood 2004;103:3933-9.

31 Griffiths TAM, Mauk AG, MacGillivray RTA. Recombinant expression and functional characterization of human hephaestin: a multicopper oxidase with ferroxidase activity. Biochemistry 2005;44:14725-31.

32 Xu E, Chen M, Zheng J, et al. Deletion of hephaestin and ceruloplasmin induces a serious systemic iron deficiency and disrupts iron homeostasis. Biochem Biophys Res Commun 2018;503:1905-10.

33 Gomme PT, McCann KB, Bertolini J. Transferrin: structure, functional and potential therapeutic actions. Drug Discov Today 2005;10:267-73.

34 Testa U. Transferrin. In: Testa U, editor. Proteins of iron metabolism. CRC Press; 2002. p. 143-248.

35 De Jong G, van Dijk JP, van Eijk HG. The biology of transferrin. Clin Chim Acta 1990;190:1-46.

36 Wiwanitkit V. Molecular structure of human transferrin – transferrin receptor complex. Int J Mol Sci 2006;7:197-203.

37 Truckenbrodt J. Leber. In: Herold G, editor. Innere Medizin 2021. p. 515-64.

38 Linkesch W. Allgemeiner Teil. In: Linkesch W, editor. Ferritin bei malignen Erkrankungen. Springer-Verlag Wien New York; 1986. p. 1-26.

39 Zähringer J. Struktur und Funktion von Ferritin. In: Kaltwasser JP, Werner E, editors. Serrumferritin. Springer-Verlag Berlin Heidelberg New York; 1980. p. 1-24.

40 Harrison PM, Arosio P. The ferritins: molecular properties, iron storage function and cellular regulation. Biochim Biophys Acta 1996;1275:161-203.

41 Worwood M. Ferritin. Blood Rev 1990;4:259-69.

42 Zhang J, Chen X, Hong J, et al. Biochemistry of mammalian ferritins in the regulation of cellular iron homeostasis and oxidative responses. [Epub ahead of print] Sci China Life Sci September 17, 2020 as doi: 10.1007/s11427-020-1795-4.

43 Powell LW, Alpert E, Isselbacher KJ, et al. Human isoferritins: organ specific iron and apoferritin distribution. Br J Haematol 1975;30:47-55.

44 Arosio P, Elia L, Poli M. Ferritin, cellular iron storage and regulation. IUBMB Life 2017;69:414-22.

45 Testa U. Ferritin. In: Testa U, editor. Proteins of iron metabolism. CRC Press; 2002. p. 449-540.

46 Cadenas B, Fita-Torró J, Bermúdez-Cortés M, et al. L-Ferritin: one gene, five diseases; from hereditary hyperferritinemia to hypoferritinemia – report of new cases. Pharmaceuticals (Basel) 2019;12:17.

[47] Muhoberac BB, Vidal R. Iron, ferritin, hereditary ferritinopathy, and neuro-degeneration. Front Neurosci 2019;13:1195.

[48] Kumar N, Rizek P, Jog M. Neuroferritinopathy: pathophysiology, presentation, differential diagnoses and management. Tremor Other Hyperkinet Mov (NY) 2016;6:355.

[49] Kuwata T, Okada Y, Yamamoto T, et al. Structure, function, folding, and aggregation of a neuroferritinopathy-related ferritin variant. Biochemistry 2019;58:2318-25.

[50] McNally JR, Mehlenbacher MR, Luscieti S, et al. Mutant L-chain ferritins that cause neuroferritinopathy alter ferritin functionality and iron permeability. Metallomics 2019;11:1635-47.

[51] Wallander ML, Leibold EA, Eisenstein RS. Molecular control of vertebrate iron homeostasis by iron regulatory proteins. Biochim Biophys Acta 2006;1763:668-89.

[52] Cairo G, Recalcati S. Iron-regulatory proteins: molecular biology and pathophysiological implications. Expert Rev Mol Med 2007;9:1-13.

[53] Zhang DL, Ghosh MC, Rouault TA. The physiological functions of iron regulatory proteins in iron homeostasis – an update. Front Pharmacol 2014;5:124.

[54] Kühn LC. Iron regulatory proteins and their role in controlling iron metabolism. Metallomics 2015;7:232-43.

[55] Adams EJ, Luoma AM. The adaptable major histocompatibility complex (MCH) fold: structure and function of nonclassical and MHC class I-like molecules. Annu Rev Immunol 2013;31:529-61.

[56] Lebrón JA, Bennett MJ, Vaughn DE, et al. Crystal structure of the hemochromatosis protein HFE and characterization of its interaction with transferrin receptor. Cell 1998;93:111-23.

[57] Barton JC, Edwards CQ, Acton RT. HFE gene: structure, function, mutations, and associated iron abnormalities. Gene 2015;15:179-92.

[58] Knutson MD. Iron transport proteins: gateways of cellular and systemic iron homeostasis. J Biol Chem 2017;292:12735-43.

[59] Rauf A, Shariati MA, Khalil AA, et al. Hepcidin, an overview of biochemical and clinical properties. Steroids 2020;160:108661.

[60] Katsarou A, Pantopoulos K. Hepcidin therapeutics. Pharmaceuticals (Basel) 2018;11:127.

[61] Hawula ZJ, Wallace DF, Subramaniam VN, et al. Therapeutic advances in regulating the hepcidin/ferroportin axis. Pharmaceuticals (Basel) 2019;12:170.

[62] Zhang DL, Rouault TA. How does hepcidin hinder ferroportin activity? Blood 2018;131:840-2.

[63] Ginzburg YZ. Hepcidin-ferroportin axis in health and disease. In: Litwack G, editor. Iron metabolism: hepcidin. 1st Ed. Cambridge (MA): Academic Press, Elsevier; 2019. p. 17-45.

[64] Youness ER, El-Laithy NA, Masoud MM, editors. Association between hepcidin, ferroportin and iron metabolism. Beau Bassin (Mauritius): Schol-ars' Press; 2020:30 p.

[65] Camaschella C. Iron and hepcidin: a story of recycling and balance. Hema-tology Am Soc Hematol Educ Program 2013;2013:1-8.

[66] Roth MP, Meynard D, Coppin H. Regulators of hepcidin expression. Vitam Horm 2019;110:101-29.

[67] Rishi G, Wallace DF, Subramaniam VN. Hepcidin: regulation of the master iron regulator. Biosci Rep 2015;35:e00192.

[68] Wang CY, Meynard D, Lin HY. The role of TMPRSS6/matriptase-2 in iron regulation and anemia. Front Pharmacol 2014;5:114.

[69] Ramsay AJ, Hooper JD, Folgueras AR, et al. Matriptase-2 (TMPRSS6): a proteolytic regulator of iron homeostasis. Haematologica 2009;94:840-9.

[70] Silvestri L, Pagani A, Nai A, et al. The serine protease matriptase-2 (TMPRSS6) inhibits hepcidin activation by cleaving membrane hemoju-velin. Cell Metab 2008;8:502-11.

[71] Lee P. Role of matriptase-2 (TMPRSS6) in iron metabolism. Acta Haema-tol 2009;122:87-96.

[72] Meynard D, Vaja V, Sun CC, et al. Regulation of TMPRSS6 by BMP6 and iron in human cells and mice. Blood 2011;118:747-56.

[73] Sal E, Keskin EY, Yenicesu I, et al. Iron-refractory iron deficiency anemia (IRIDA) cases with 2 novel TMPRSS6 mutations. Pediatr Hematol Oncol 2016;33:226-32.

[74] McDonald C, Ostini L, Bennett N, et al. Functional analysis of matriptase-2 mutations and domains: insights into the molecular basis of iron-refractory iron deficiency anemia. Am J Physiol Cell Physiol 2015;308:C539-47.

[75] Kong X, Xie L, Zhu H, et al. Genotypic and phenotypic spectra of hemoju-velin mutations in primary hemochromatosis patients: a systematic review. Orphanet J Rare Dis 2019;14:171.

[76] Celec P. Hemojuvelin: a supposed role in iron metabolism one year after its discovery. J Mol Med (Berl) 2005;83:521-5.

77 Niederkofler V, Salie R, Arber S. Hemojuvelin is essential for dietary iron sensing, and its mutation leads to severe iron overload. J Clin Invest 2005;115:2180-6.

78 Core AB, Canali S, Babitt JL. Hemojuvelin and bone morphogenetic protein (BMP) signaling iron homeostasis. Front Pharmacol 2014;5:104.

79 Malyszko J. Hemojuvelin: the hepcidin story continues. Kidney Blood Press Res 2009;32:71-6.

80 Zhang AS. Control of systemic iron homeostasis by the hemojuvelin-hepcidin axis. Adv Nutr 2010;1:38-45.

81 Parrow NL, Fleming RE. Bone morphogenetic proteins as regulators of iron metabolism. Annu Rev Nutr 2014;34:77-94.

82 Xiao X, Alfaro-Magallanes VM, Babitt JL. Bone morphogenic proteins in iron homeostasis. Bone 2020;138:115495.

83 Camaschella C. BMP6 orchestrates iron metabolism. Nat Genet 2009;41:386-8.

84 Babitt JL, Huang FW, Wrighting DM, et al. Bone morphogenetic protein signaling by hemojuvelin regulates hepcidin expression. Nat Genet 2006;38:531-9.

85 Silvestri L, Nai A, Dulja A, et al. Hepcidin and the BMP-SMAD pathway: an unexpected liaison. Vitam Horm 2019;110:71-99.

86 Coffey R, Ganz T. Erythroferrone: an erythroid regulator of hepcidin and iron metabolism. Hemasphere 2018;28:e25.

87 Ganz T. Erythropoietic regulators of iron metabolism. Free Radic Biol Med 2019;133:69-74.

88 Cuevas KR, Schobinger C, Gottardo E, et al. Erythroferrone as a sensitive biomarker to detect stimulation of erythropoiesis. Drug Test Anal 2020;12:261-7.

89 Ganz T. Drugging erythroferrone to treat anemias. Blood 2020;135:516-8.

90 Arezes J, Foy N, McHugh K, et al. Erythroferrone inhibits the induction of hepcidin by BMP6. Blood 2018;132:1473-7.

91 Kautz L, Jung G, Valore EV, et al. Identification of erythroferrone as an erythroid regulator of iron metabolism. Nat Genet 2014;678-84.

92 Kautz L, Jung G, Nemeth E, et al. Erythroferrone contributes to recovery from anemia of inflammation. Blood 2014;124:2569-74.

93 Tandara L, Salamunic I. Iron metabolism: current facts and future directions. Biochem Med (Zagreb) 2012;22:311-28.

94 McKie AT, Simpson RJ. Intestinal iron absorption. In: Anderson GJ, McLaren GD, editors. Iron physiology and pathophysiology in humans. 1st Ed. New York (NY): Humana Press, c/o Springer Science+Business Media; 2012. p. 101-116.

95 Miret S, Simpson RJ, McKie AT. Physiology and molecular biology of dietary iron absorption. Annu Rev Nutr 2003;23:283-301.

96 Sharp P, Srai SK. Molecular mechanisms involved in intestinal iron absorption. World J Gastroenterol 2007;13:4716-24.

97 Cremonesi P, Acebron A, Raja KB, et al. Iron absorption: biochemical and molecular insights into the importance of iron species for intestinal uptake. Pharmacol Toxicol 2002;91:97-102.

98 Gulec S, Anderson GJ, Collins JF. Mechanistic and regulatory aspects of intestinal iron absorption. Am J Physiol Gastrointest Liver Physiol 2014;307:G397-409.

99 Mleczko-Sanecka K, Silvestri L. Cell-type-specific insights into iron regulatory processes. Am J Hematol 2021;96:110-27.

100 Chung J, Wessling-Resnick M. Molecular mechanisms and regulation of iron transport. Crit Rev Clin Lab Sci 2003;40:151-82.

101 Andrews NC, Ganz T. The molecular basis of iron metabolism. In: Provan D, Gribben J, editors. Molecular hematology. 4th Ed. Hoboken (NJ): John Wiley & Sons; 2020. p. 161-172.

102 Li Y, Huang X, Wang J, et al. Regulation of iron homeostasis and related diseases. Mediators Inflamm 2020;2020:6062094.

103 Zhang AS, Enns CA. Molecular mechanisms of normal iron homeostasis. Hematology Am Soc Hematol Educ Program 2009;207-14.

104 Graham RM, Chua ACG, Trinder D. Plasma iron and iron delivery to the tissues. In: Anderson GJ, McLaren GD, editors. Iron physiology and pathophysiology in humans. 1st Ed. New York (NY): Humana Press, c/o Springer Science+Business Media; 2012. p. 117-140.

105 Camaschella C, Nai A, Silvestri L. Iron metabolism and iron disorders revisited in the hepcidin era. Haematologica 2020;105:260-72.

106 Anderson GJ, Frazer DM. Current understanding of iron homeostasis. Am J Clin Nutr 2017;106(Suppl 6):1559S-66S.

107 Knutson MD. Non-transferrin-bound iron transporters. Free Radic Biol Med 2019;133:101-11.

108 Recalcati S, Gammella E, Buratti P, et al. Molecular regulation of cellular iron balance. IUBMB Life 2017;69:389-98.

109 Silva B, Faustino P. An overview of molecular basis of iron metabolism regulation and the associated pathologies. Biochim Biophys Acta 2015;1852:1347-59.

110 MacKenzie EL, Iwasaki K, Tsuji Y. Intracellular iron transport and storage: from molecular mechanisms to health implications. Antioxid Redox Signal 2008;10:997-1030.

111 Crichton RR, Wilmet S, Legssyer R, et al. Molecular and cellular mechanisms of iron homeostasis and toxicity in mammalian cells. J Inorg Biochem 2002;91:9-18.

112 Katsarou A, Pantopoulos K. Basics and principles of cellular and systemic iron homeostasis. Mol Aspects Med 2020;75:100866.

113 Bogdan AR, Miyazawa M, Hashimoto K, et al. Regulators of iron homeostasis: new players in metabolism, cell death, and disease. Trends Biochem Sci 2016;41:274-86.

114 Theil EC. Concentrating, storing, and detoxifying iron: the ferritins and hemosiderin. In: Anderson GJ, McLaren GD, editors. Iron physiology and pathophysiology in humans. 1st Ed. New York (NY): Humana Press, c/o Springer Science+Business Media; 2012. p. 63-78.

115 Ganz T. Molecular control of iron transport. J Am Soc Nephrol 2007;18:394-400.

116 Smith A. Iron salvage pathways. In: Anderson GJ, McLaren GD, editors. Iron physiology and pathophysiology in humans. 1st Ed. New York (NY): Humana Press, c/o Springer Science+Business Media; 2012. p. 141-172.

117 Zhang AS, Enns CA. Iron homeostasis: recently identified proteins provide insight into novel control mechanisms. J Biol Chem 2009;284:711-5.

118 Brissot P, Loréal O. Iron metabolism and related genetic diseases: a cleared land, keeping mysteries. J Hepatol 2016;64:505-15.

119 Papanikolaou G, Pantopoulos K. Systemic iron homeostasis and erythropoiesis. IUBMB Life 2017;69:399-413.

120 Ponka P, Sheftel AD. Erythroid iron metabolism. In: Anderson GJ, McLaren GD, editors. Iron physiology and pathophysiology in humans. 1st Ed. New York (NY): Humana Press, c/o Springer Science+Business Media; 2012. p. 191-210.

121 Thomas L. Hämatopoese. In: Thomas L, editor. Labor & Diagnose 2020. Available from: https://www.labor-und-diagnose-2020.de/

122 Winter WE, Bazydlo LAL, Harris NS. The molecular biology of human iron metabolism. Lab Med 2014;45:92-102.

123 Thirupathi A, Chang YZ. Brain iron metabolism and CNS diseases. In: Chang YZ, editor. Brain iron metabolism and CNS diseases. Advances in Experimental Medicine and Biology. Singapore: Springer Nature; 2019. p. 1-32.

124 Yu P, Chang YZ. Brain iron metabolism and regulation. In: Chang YZ, editor. Brain iron metabolism and CNS diseases. Advances in Experimental Medicine and Biology. Singapore: Springer Nature; 2019. p. 33-44.

125 Ganz T. Systemic iron homeostasis. Physiol Rev 2013;93:1721-41.

126 Gao G, Li J, Zhang Y, et al. Cellular iron metabolism and regulation. Adv Exp Med Biol 2019;1173:21-32.

127 De Domenico I, Ward DM, Langelier C, et al. The molecular mechanism of hepcidin-mediated ferroportin down-regulation. Mol Biol Cell 2007;18:2569-78.

128 Ginzburg YZ. Hepcidin-ferroportin axis in health and disease. Vitam Horm 2019;110:17-45.

129 Ganz T, Vaulont S. Molecular regulation of systemic iron metabolism. In: Anderson GJ, McLaren GD, editors. Iron physiology and pathophysiology in humans. 1st Ed. New York (NY): Humana Press, c/o Springer Science+Business Media; 2012. p. 173-190.

130 Camaschella C, Girelli D. The changing landscape of iron deficiency. Mol Aspects Med 2020;75:100861.

131 Skikne B, Hershko C. Iron deficiency. In: Anderson GJ, McLaren GD, editors. Iron physiology and pathophysiology in humans. 1st Ed. New York (NY): Humana Press, c/o Springer Science+Business Media; 2012. p. 251-282.

132 Camaschella C. Iron deficiency. Blood 2019;133:30-39.

133 Lopez A, Cacoub P, Macdougall IC, et al. Iron deficiency anaemia. Lancet 2016;387:907-16.

134 Cappellini MD, Musallam KM, Taher AT. Iron deficiency anaemia revisited. J Intern Med 2020;287:153-70.

135 Clark SF. Iron deficiency anemia: diagnosis and management. Curr Opin Gastroenterol 2009;25:122-8.

136 Goddard AF, James MW, McIntyre AS, et al. Guidelines for the management of iron deficiency anaemia. Gut 2011;60:1309-16.

137 Powers JM, Buchanan GR. Disorders of iron metabolism: new diagnostic and treatment approaches to iron deficiency. Hematol Oncol Clin North Am 2019;33:393-408.

138 Muñoz M, Gómez-Ramírez S, Besser M, et al. Current misconceptions in diagnosis and management of iron deficiency. Blood Transfus 2017;15:422-37.

139 Thangavelu S, Varsha T, Mariappan V, et al. A review on iron-refractory iron-deficiency anemia. J Health Res Rev 2019;6:57-61.

140 De Falco L, Sanchez M, Silvestri L, et al. Iron refractory iron deficiency anemia. Haematologica 2013;98:845-53.

141 Bhatia P, Singh A, Hegde A, et al. Systematic evaluation of paediatric cohort with iron refractory iron deficiency anaemia (IRIDA) phenotype reveals multiple TMPRSS6 gene variations. Br J Haematol 2017;177:311-18.

142 Barton JC, Lee PL, Edwards CQ. Genetic testing for disorders of iron homeostasis. In: Anderson GJ, McLaren GD, editors. Iron physiology and pathophysiology in humans. 1st Ed. New York (NY): Humana Press, c/o Springer Science+Business Media; 2012. p. 529-566.

143 Bhatia P, Jain R, Singh A. A structured approach to iron refractory iron deficiency anemia (IRIDA) diagnosis (SAID): the more is "SAID" about iron, the less it is. Pediatric Hematology Oncology Journal 2017 as doi:10.1016/j.phoj.2017.08.003.

144 Heeney MM, Finberg KE. Iron-refractory iron deficiency anemia (IRIDA). Hematol Oncol Clin North Am 2014;28:637-52.

145 Dabboubi R, Amri Y, Yahyaoui S, et al. A new case of congenital atransferrinemia with a novel splice site mutation: c.293-63del. Eur J Med Genet 2020;63:103874.

146 Chandra D, Dhingra B, Seth T, et al. Congenital hypotransferrinemia, an unusual cause of iron deficiency anemia: report of two cases. Indian J Hematol Blood Transfus 2017;33:402-4.

147 Brissot P, Bernard DG, Brissot E, et al. Rare anemias due to genetic iron metabolism defects. Mutat Res 2018;777:52-63.

148 Kaplan J, Ward DM, De Domenico I. The molecular basis of iron overload disorders and iron-linked anemias. Int J Hematol 2011;93:14-20.

149 Cuenca MV, Marchi G, Barqué A, et al. Genetic and clinical heterogeneity in thirteen new cases with aceruloplasminemia. Atypical anemia as a clue for an early diagnosis. Int J Mol Sci 2020;21:2374.

150 Pelucchi S, Mariani R, Ravasi G, et al. Phenotypic heterogeneity in seven Italian cases of aceruloplasminemia. Parkinsonism Relat Disord 2018;51:36-42.

151 Piperno A, Alessio M. Aceruloplasminemia: waiting for an efficient therapy. Front Neurosci 2018;12:903.

152 Priwitzerova M, Nie G, Sheftel AD, et al. Functional consequences of the human DMT1 (SLC11A2) mutation on protein expression and iron uptake. Blood 2005;106:3985-7.

153 Montalbetti N, Simonin A, Simonin C, et al. Discovery and characterization of novel non-competitive inhibitor of the divalent metal transporter DMT1/SLC11A2. Biochem Pharmacol 2015;96:216-24.

154 Abu-Zeinah G, DeSancho MT. Understanding sideroblastic anemia: an overview of genetics, epidemiology, pathophysiology and current therapeutic options. J Blood Med 2020;11:305-18.

155 Steinberg-Shemer O, Tamary H. Impact of next-generation sequencing on the diagnosis and treatment of congenital anemias. Mol Diagn Ther 2020;24:397-407.

156 Barton JC, Edwards CQ, Phatak PD, Britton RS, Bacon BR. Hereditary sideroblastic anemias. In: Barton JC, Edwards CQ, Phatak PD, Britton RS, Bacon BR, editors. Handbook of iron overload disorders. New York (NY): Cambridge University Press; 2010. p. 260-273.

157 Powell LW, Seckington RC, Deugnier Y. Haemochromatosis. Lancet 2016;388:706-16.

158 Adams PC. Hemochromatosis: ancient to the future. Clin Liver Dis (Hoboken) 2020;16(Suppl 1):83-90.

159 Gozzelino R, Arosio P. Iron homeostasis in health and disease. Int J Mol Sci 2016;17:130.

160 Muñoz M, García-Erce JA, Remacha AF. Disorders of iron metabolism. Part II: iron deficiency and iron overload. J Clin Pathol 2011;64:287-96.

161 Pantopoulos K. Inherited disorders of iron overload. Front Nutr 2018;5:103.

162 Corradini E, Buzzetti E, Pietrangelo A. Genetic iron overload disorders. Mol Aspects Med 2020;75:100896.

163 Murphree CR, Nguyen NN, Raghunathan V, et al. Diagnosis and management of hereditary haemochromatosis. Vox Sang 2020;115:255-62.

164 Kawabata H. The mechanisms of systemic iron homeostasis and etiology, diagnosis, and treatment of hereditary hemochromatosis. Int J Hematol 2018;107:31-43.

165 Kowdley KV, Brown KE, Ahn J, et al. ACG Clinical Guideline: hereditary hemochromatosis. Am J Gastroenterol 2019;114:1202-18.

166 Katsarou MS, Papasavva M, Latsi R, et al. Hemochromatosis: hereditary hemochromatosis and HFE gene. Vitam Horm 2019;110:201-22.

167 Gerhard GS, Paynton BV, DiStefano JK. Identification of genes for hereditary hemochromatosis. Methods Mol Biol 2018;1706:353-65.

168 Barton JC, Edwards CQ, Phatak PD, Britton RS, Bacon BR. Classical and atypical *HFE* hemochromatosis. In: Barton JC, Edwards CQ, Phatak PD, Britton RS, Bacon BR, editors. Handbook of iron overload disorders. New York (NY): Cambridge University Press; 2010. p. 127-159.

169 Piperno A, Pelucchi S, Mariani R. Inherited iron overload disorders. Transl Gastroenterol Hepatol 2020;5:25.

170 Niederau C. Hereditary hemochromatosis. Med Klin (Munich) 2009;104:931-46.

171 Brissot P, Bardou-Jacquet E, Jouanolle AM, et al. Iron disorders of genetic origin: a changing world. Trends Mol Med 2011;17:707-13.

172 Camaschella C, Poggiali E. Rare types of genetic hemochromatosis. Acta Haematol 2009;122:140-5.

173 Barton JC, Edwards CQ, Phatak PD, Britton RS, Bacon BR. Hemochromatosis associated with hemojuvelin gene (*HJV*) mutations. In: Barton JC, Edwards CQ, Phatak PD, Britton RS, Bacon BR, editors. Handbook of iron overload disorders. New York (NY): Cambridge University Press; 2010. p. 181-188.

174 Barton JC, Edwards CQ, Phatak PD, Britton RS, Bacon BR. Hemochromatosis associated with hepcidin gene (*HAMP*) mutations. In: Barton JC, Edwards CQ, Phatak PD, Britton RS, Bacon BR, editors. Handbook of iron overload disorders. New York (NY): Cambridge University Press; 2010. p. 189-192.

175 Joshi R, Shvartsman M, Morán E, et al. Functional consequences of transferrin receptor-2 mutations causing hereditary hemochromatosis type 3. Mol Genet Genomic Med 2015;3:221-32.

176 Barton JC, Edwards CQ, Phatak PD, Britton RS, Bacon BR. Hemochromatosis associated with transferrin receptor-2 gene (*TfR2*) mutations. In: Barton JC, Edwards CQ, Phatak PD, Britton RS, Bacon BR, editors. Handbook of iron overload disorders. New York (NY): Cambridge University Press; 2010. p. 193-199.

177 Ward DM, Kaplan J. Ferroportin-mediated iron transport: expression and regulation. Biochim Biophys Acta 2012;1823:1426-33.

178 Donovan A, Lima CA, Pinkus JL, et al. The iron exporter ferroportin/Slc40a1 is essential for iron homeostasis. Cell Metab 2005;1:191-200.

179 Mayr R, Janecke AR, Schranz M, et al. Ferroportin disease: a systematic meta-analysis of clinical and molecular findings. J Hepatol 2010;53:941-9.

180 Ravasi G, Pelucchi S, Russo A, et al. Ferroportin disease: a novel SLC40A1 mutation. Dig Liver Dis 2020;52:688-90.

181 Pietrangelo A. Ferroportin disease: pathogenesis, diagnosis and treatment. Haematologica 2017;102:1972-84.

182 Vlasveld LT, Janssen R, Bardou-Jacquet E, et al. Twenty years of ferroportin disease: a review or an update of published clinical, biochemical, molecular, and functional features. Pharmaceuticals (Basel) 2019;12:132.

183 Bardou-Jacquet E, Ali ZB, Beaumont-Epinette MP, et al. Non-HFE hemochromatosis: pathophysiological and diagnostic aspects. Clin Res Hepatol Gastroenterol 2014;38:143-54.

184 Détivaud L, Island ML, Jouanolle AM, et al. Ferroportin diseases: functional studies, a link between genetic and clinical phenotype. Hum Mutat 2013;34:1529-36.

185 Barton JC, Edwards CQ, Phatak PD, Britton RS, Bacon BR. Hemochromatosis associated with ferroportin gene (*SLC40A1*) mutations. In: Barton JC, Edwards CQ, Phatak PD, Britton RS, Bacon BR, editors. Handbook of iron overload disorders. New York (NY): Cambridge University Press; 2010. p. 171-180.